健康 Smile 50

健康Smile 50

全臺第一本

神奇的黏土療法入門指南

瑞恩・尼辛斯基Ran Knishinsky／著　余佳玲／譯

健康 smile.50

全臺第一本神奇的黏土療法入門指南

原著書名 The Clay Cure
原書作者 瑞恩・尼辛斯基（Ran Knishinsky）
譯　　者 余佳玲
內頁構成 蔚　璘
封面設計 李緹瀅
特約編輯 曾詠蓁
主　　編 高煜婷
總 編 輯 林許文二

出　　版 柿子文化事業有限公司
地　　址 11677臺北市羅斯福路五段158號2樓
業務專線（02）89314903#15
讀者專線（02）89314903#9
傳　　真（02）29319207
郵撥帳號 19822651柿子文化事業有限公司
投稿信箱 editor@persimmonbooks.com.tw
服務信箱 service@persimmonbooks.com.tw

業務行政 鄭淑娟、唐家予

初版一刷 2017年8月
　　二刷 2017年8月
定　　價 新臺幣290元
I S B N 978-986-94312-6-2

國家圖書館出版品預行編目(CIP)資料

全臺第一本神奇的黏土療法入門指南 / 瑞恩.尼辛斯基(Ran Knishinsky) 著. -- 一版. -- 臺北市 : 柿子文化, 2017.08
面 ;　公分. -- (健康smile ; 50)
譯自 : The clay cure
ISBN 978-986-94312-6-2 (平裝)

1.自然療法 2.健康法

418.96　　106008154

地土足夠所有人使用。大地之母十分慷慨，她會提供所有孩子豐富而又充足的食物，只要人們願意以公允且和平的方式來耕作土地。

——柏克・寇可奎恩（Bourke Coekran）

好評推薦

專家力推——

土裡土氣變揚眉吐氣

陳立川，中華民國能量醫學學會理事長

很高興吃土的論述現在在臺灣被公開推廣開來。

早在十幾年前於美國旅居的時候，我就已經有定期使用黏土泡澡的習慣，每次購買就是一大桶——五十磅（大約二十三公斤）。因為黏土具有很強的吸收與吸附的能力，所以是非常好的皮膚排毒方法，我也在自己的《人體空間排毒》與大家分享相關心得。

之所以會有機緣學到黏土泡澡，是因為一位朋友沒錢看醫師來醫治乳癌，在研究自然醫學的不同療法後，她選擇價錢比較平價的黏土療法。沒想到，泡澡十幾次以後，不可思議地，她身上竟流出濃稠黏黏的黑色物質，最後她也因此獲得重生。在經歷這樣神奇的經歷後，她投身推廣與販售黏土泡澡的事業，幾年後，也因此得以將生意尚可的公司轉手給她最大的經銷商而圓滿身退，過優雅的退休生活。

在美國，我也有機緣在牙醫診所碰到天然草本的黏土牙膏，因為很多人牙齒蛀牙使用含汞的銀粉填充物修復窩洞，我自己也不例外，所以牙齦汞的濃度相對較高，而以黏土吸附重金屬是很自然的排毒方式。回到臺灣後，繼而又學到以治療腹瀉的高克痢（含黏土）漱口來排口腔的重金屬毒，以及在斷食時使用白土奶加洋車前籽纖維來排腸毒。

最近，也有有心人將我介紹給幾位牙醫師使用的黏土牙膏引進臺灣，這幾位牙醫師與一般牙醫不同，他們採用完整的汞蒸氣保護設備，為病人除去銀粉，避免二次的傷害。

關於黏土對身體的好處，只要大家願意去體驗看看，就可以親身感受這大自然的醫生對你的日常生活的正面影響。裡外都使用黏土，長期讓自己土裡土氣，最後真會讓你揚眉吐氣，無病一身輕——但你必須要對黏土有正確的觀念，而本書就是你最佳的入門指南之一。

讀者分享——

★★★★★ 第一次聽到吃黏土時，我抱持著質疑的態度，但在看到他人的成效後，我改觀了——我們兒子的注意力不足過動症，也因為黏土而得到改善。本書在解釋黏土為什麼能促進健康、如何發生作用、使用方法，以及可以運用在哪些方面做了很好的介紹，如果你跟我們一樣是食土的新手，這本書很值得投資，它能在短時間內讓你更好地了解黏土對身體健康的幫助（我不到一個小時就讀完了）！

★★★★★

超愛這本書提供的資訊！真是太有道理了！

★★★★★

這本書是很好的黏土療法入門指南，適合想認識黏土保健功效的人（尤其是內服）。這本書已經出版一陣子了，真希望它能有更新的資訊——話雖如此，它仍會讓你大開眼界。

★★★★★

我丈夫會喝「黏土飲料」，他表示這比醫生開給他的胃藥好用多了。

★★★★★

你會對黏土產生療癒能量的許多方式大開眼界，強力推薦這本小書。

★★★★★

對「黏土療法」新鮮人來說很棒的一本書。

★★★★★

有許多關於黏土療癒能力的細節——寫得很棒，簡單易讀。

★★★★★

這是一本你絕對不會想錯過的書。對於那些有興趣使用黏土或希望了解更多黏土相關資訊的人來說，本書會是很實用的指南。

目錄 Contents

1

我吃土

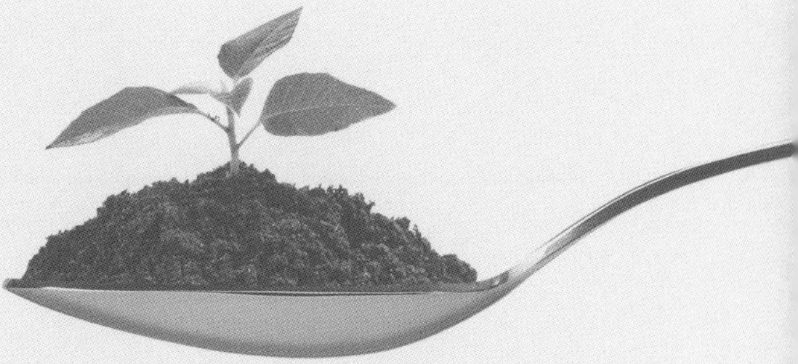

I Eat Clay

起初，神賜給了每個人一杯泥土，
他們便是由這杯泥土中喝到了他們的生命。

——美洲原住民諺語

過去六年來，我每天都食用泥土。別誤會，這是有意的，因為泥土是我飲食的一部分，從沒有一天不吃土。我可能會忘記吃維生素、忘記吃蔬菜，但是絕對不會忘記每天來一點黏土。

聽起來很可笑？或許吧，不過我不是唯一這麼做的人——**全世界有超過兩百個文明每天都吃土**。

許多文明選擇吃的土是**黏土**：在印度，有些文明會將茶倒入剛用黏土做成的茶杯裡，喝掉茶水，然後再把杯子吃掉；在南美洲，有些文明會將黏土與蜂蜜和糖攪拌在一起，作為甜點在飯後食用；在歐洲，因黏土對腸胃有益以及能夠淨化的特性，而成為販售的商品。

我們長久以來聽過許多人的吃土故事，也就是所謂的食土癖或異食癖。《泰柏的百科醫學辭典》對於食土癖的定義是：「病人食用不可食用的物質，如白堊或泥土等的一種症狀。」而該辭典對於異食癖的定義則是：「食欲倒錯，對於不適於作為食物的物質有渴想，例如黏土、灰或灰泥。這種症狀可見於懷孕與罹患萎黃病（缺

鐵性貧血）時。」這種渴想可能與倒錯毫無關係，只要你知道黏土中包含哪些物質及其對身體有何助益，便能明白其中的道理。

許多人曾為各種身體不適的症狀所苦，而他們的健康之所以獲得改善，都是黏土發揮的作用。這些身體不適症狀包括便祕、腹瀉、貧血、慢性感染、濕疹與痤瘡等皮膚疾病、重金屬中毒、接觸到殺蟲劑與其他毒素、關節炎，以及壓力。

黏土是否被認定為一種不適於食用的物質，其實取決於你身處在地球上的哪一個角落。

為什麼我會開始吃土？

最初有人介紹我吃土，是因為我的手腕背部突然冒出一顆奇怪的瘤。當時我並沒有把這顆瘤放在心上，所以忽視了這個問題，以為瘤會自己消失，沒想到出現的卻是相反的情況——這顆瘤愈長愈大，在它大到開始造成實際的干擾後，我不得不去找醫師做檢查。

根據醫師的診斷，這顆瘤叫做「腱鞘囊腫」，這種囊狀腫塊通常與關節或肌腱有關。他說：「**從前人們將這種囊腫稱為『聖經囊腫』，因為那時常常用《聖經》來擊破囊腫，把它給去除掉。**」他抓著我的手放到桌上，向我演示以前的人是怎麼做的。

「**不過現在，我們是動手術。做法其實差不多，但是可以達到目的就好。**」

我問：「**你的建議是什麼？**」

他的眼睛亮了起來，臉上露出微笑說：「**就看你比較喜歡哪種方法囉！**」

這兩種解決問題的方法聽起來都很不吸引人。我離開了醫師的辦公室，並未預約下一次的看診時間。

到家以後，我拿出醫學書籍，開始努力鑽研腱鞘囊腫，希望能夠找到囊腫之所以發生的原因。醫師告訴我，囊腫的出現是因為手腕受到衝擊或是受了傷，但是不知為什麼，我覺得這個答案似乎並不妥切。

醫學書籍載明了這種疾病除了等待，手術是現有的唯一選擇——但我已經等了六個月，卻不見任何明確改善的跡象；另一方面，如果我選擇動手術，那也只是處理掉眼前的問題，並不能保證問題從此不再出現。囊腫可能會再長回來，或許還會比之前的更大！

就在我無計可施之時，來到了當地的保健食品專賣店，遇見了店老闆。在我對他講述了自己的經歷後，他解釋說，囊腫並不是手腕受到衝擊所導致，而是毒素在關節部位累積後而發生的症狀。

他從貨架上抓起一個裝滿了泥土的罐子，然後將罐子遞給我。他說：「**我建議你吃點泥土。**」

我大叫：「**泥土？**」

他笑著說：「**不是任何一種泥土，這種泥土非常特別。**」

「**你是說吃土，也就是把土放進我的嘴巴裡？**」

「沒錯。」

我對於吃土的想法並不感到嫌惡，因為小時候經常這麼做，有時還會吃木炭或白堊；我也曾經聽過有人為了醫療的目的而吃土，當地的報章雜誌時常在不同版面刊登關於吃土的文章；事實上，古羅馬博物學者老普林尼（Pliny the Elder）在他的《自然史》一書中，就專門用了一整章來描寫泥土的許多用途……。總之，**這種行為並非侷限在一小群人身上**。

我回應說：「**好吧。**」

開始每天吃土後，不到兩個月的時間，腫塊便開始縮小，直到完全消失。我不敢相信自己的眼睛，向家人展示最後的結果——手腕現在看起來十分正常！我的父親認為囊腫的消失只是巧合，母親則表示無論如何，囊腫都必然會自行消失。沒人想要知道真相——因為真相似乎太過簡單尋常了！

但是，我卻感到極為驚訝。誰會想到泥土居然能把這個毛病治好呢？在過去的幾個月裡，我在自己熟悉的環境中一直面臨著一個問題，那就是——誰的治療方法才是正確的？

有效的自然醫學

在並不太遙遠的過去，許多人是靠著自然療法來醫治小病與慢性病痛。當時並沒有「特效藥」，只有老式的家庭祕方。當你生病時，祖母會煮上一鍋雞湯，塞給你一堆魚肝油。**每個家庭都零碎地知道一些在家用的祕方——那些知識是生存所必需。**

這種純粹的治療方法能夠促進我們身體的復原速度，讓身體恢復健康的平衡狀態，幫助我們照顧自己。當我們對身體與自身病痛症狀的聲音傾聽得愈多，就愈能為自己的健康承擔更多的責任。

運用手邊就有的安全、有效的治療方法，是件很正常的事。在現代醫療知識的薰陶下，如果知道像是服用一株草藥或是一大匙泥土這類簡單的藥方，就對於治療病痛大有助益，誰會不願意採用呢？更不用說這種療法還可能**避免以化學方法製造的藥物所經常帶來的副作用**了。家庭祕方永遠都會在病床邊占有一席之地，治療人們的各種病痛。

民間祕方對於現代醫學的貢獻很大，許多藥物與非處方藥品之所以存在，應該歸功於大自然。

舉例來說，白柳是水楊苷的原始來源之一，水楊苷這種化學藥品使得阿斯匹靈得以誕生；還有高嶺土，這種黏土所富含的礦物質十分有用，製藥產業一直用它來製造緩解腹瀉與腸道不適症狀的Kaopectate類止瀉劑（品名高克痢）。

天然藥物（例如黏土中富含的物質）的根本作用，在於幫助身體正常運作——使身體助自己一臂之力。

請注意，黏土並無法快速治癒任何疾病，但它卻特別適合用來治療慢性病痛。小劑量的黏土見效很慢，但是**相較於其他應可「快速見效」的藥物，這個緩慢的過程卻能夠發揮更確實而徹底的治療作用**。

在過去幾年，科學研究已經揭露了黏土可以發揮某些神奇作用，這有助於我們更了解黏土的生理療效，為什麼它在促進與維持健康方面這麼有效？然而，截至目前為止，確切地說，科學家仍舊不明白黏土是為何或如何發揮作用的。

顯然，就像宇宙中的許多事物一樣，大自然讓她的作品維持在神祕的狀態、不被揭露其中的奧祕，因此，我們應該學習如何以聰明又有智慧的方式，來善用這些來自大自然的禮物。

過度依賴醫療無法帶來真正的健康

現代的醫療保健體系對於緊急救護與診斷學的貢獻很大，但是在有效預防退化性疾病方面，卻沒有什麼著力。如今，大家可以看到關節炎、消化障礙、過度免疫反應症狀、過敏症、心血管疾病，以及神經與心理障礙等疾病，其患病人數仍舊持續地增加當中。

在美國，有大約七百萬人患有關節炎；一九九四年，癌症奪去了將近五十萬人的性命，使得癌症成為全美第二大的死亡原因；同年，還有超過七十五萬人死於心臟病，心臟病因此成為四十歲以上男性的第一大死因。在二十世紀，有許多人受神經與心理疾病所苦，罹病的人數比過去兩個世紀加起來還要多。

簡而言之，人們變得愈來愈容易生病，每天早晨醒來只能聽到更多的壞消息，心中產生更多的困惑。

一般認為，美國是世界上用藥最過度、手術最過度、預防接種最過度，同時也最仰賴醫師的國家。

在醫療保健方面，美國人已經**喪失了自助的能力，忘記該如何妥善地照顧自己**。只要出現任何症狀，大家就跑去看醫師；如果醫師不在，或無法幫助我們，我們就會因此而感到絕望、灰心。大多數人在自己發燒、因為反胃嘔吐而病倒，或有輕微咳嗽症狀時都只會不知所措，而這種無助的狀態，很可能導致我們孤立並陷入困境，美國人對於醫療人士的倚賴程度相當可怕！

再者，每個人都希望病痛很快就被治好，想要有特效藥讓自己馬上感覺到變得更健康了——人們想要不費吹灰之力，輕鬆就能夠活得健康。

當我們缺少活力時，就想要恢復活力的藥片；當我們過重時，就想要吞下減肥藥；當我們沮喪時，就想要有顆藥丸能夠使自己再度快樂起來——**我們傾向於忽視自己之所以沒有活力、過重或沮喪的原因，而只想要快速治好這些毛病**，大多數人不願費心思索，選擇某些生活方式，可能就是這些健康問題的解答。

事實上，**我們唯一需要做的，就是遇到問題時做出新的選擇。在與健康有關的事物上，你必須試著讓自己變得更積極，而不是不自覺地就跑進醫院，要求醫師要負責治好你。**

也許有些人的確將自己視為一臺機器，可以被搬到醫師的桌上，要求醫師拼湊回原樣——就像是需要修理的車子或電視機一樣。

你必須了解：自己需要哪些營養才能夠使身體正常運作？哪些食物能夠讓你健康、活躍，而非動作遲緩？運動是如何對你同時產生刺激與放鬆的作用？在讀過這本將黏土視為食物與良藥的書後，你必定會獲得許多常見健康問題的有用資訊，而這些資訊將**有助於你避免頻繁地造訪醫院、請醫師幫忙**。

別以為疾病已經被人類打敗

多年前，醫界以為傳染病已經是過去時代的問題，由於抗生素與盤尼西林的出現，醫生們覺得自己可以抑制住所有致命的病菌——不過，他們太早宣告勝利了，新的傳染病降臨，而較古老的疾病（如結核病），也逐漸演變成抗生素（醫師所握有的最強大武器）再也無法治癒的形式。

在病菌的世界裡沒有邊界，儘管現代醫學竭力發揮巨大的力量，但是致命傳染病對地球上所有角落的每一個人，都是愈來愈大的威脅。以下是最近的一些例子：

- 新型肝炎的病例在全世界，每年都會出現十五萬例。
- 從曼哈頓到西北部太平洋沿岸地區，都是大腸桿菌疫情的爆發範圍，在曼哈頓是供水系統受到大腸桿菌的汙染；在西北部太平洋沿岸地區，這種細菌則是隱藏在某家知名連鎖餐廳的漢堡肉中，造成三名孩童死亡。

- 美國西南地區發現了漢他病毒（會透過囓齒類動物──尤其是老鼠──感染人類，引發兩種急性症候群：漢他病毒肺症候群、漢他病毒出血熱伴隨腎症候群），而在此之前，已有十八人因此死亡。
- 散播A型鏈球菌，或是說「噬肉菌」的傳染病，單是在美國與歐洲，每年就導致了成千上萬人死亡。
- 記得霍亂嗎？這種病又回來了──隨之而來的是對疫苗免疫的全新菌株。單是在祕魯與玻利維亞，一九九一與一九九二年的霍亂流行就造成七十四萬人被感染。在印度，有些受到霍亂感染的成年人，在僅僅九個小時內便宣告不治。
- 在一九九三年，全美國有超過六千五百個百日咳通報病例，發生率是二十六年以來的最高。
- 一種叫萊姆病（一種人畜共通傳染病，七〇％至八〇％的感染者會出現遊走性紅斑）的傳染病，散播的速度很快，這種疾病的傳播媒介是壁蝨，自一九七六年初次發現以來，已經有至少五萬名美國人被感染。位在亞特蘭大的美國聯邦疾病管制與預防中心（Centers for Disease Control and Prevention）認為，還有許多病患因為被誤診而未通報。

關於新型傳染病還有很多例子，不過我們只要知道現況並沒有好轉就夠了。人類正面臨極大的困境：我們對抗疾病的方法（現代藥物治療）導致大家束手無策，而新出現的傳染病是真實且形成愈來愈大的威脅。

科學家表示，另一種病毒或新細菌菌株的來襲，只是時間的問題。耶魯大學的羅伯特・肖普（Robert Shope）博士說：「**一九一八到一九一九年爆發的流感疫情，造成全球兩千萬人死亡，我們難以抵抗類似的情況。這種情形發生過一次——就可能再次發生。**」

新世紀如何自保？

我們一直將疾病問題視為某種應該攻擊的事物，使用「對抗〇〇〇的戰爭」這種比喻，來描述所採用的治療方法。

這種比喻並非僅用於醫學領域，我們有對抗仇恨的戰爭、對抗犯罪的戰爭、對抗愛滋病的戰爭等等，我不確定以這種觀點看待疾病，是否有助於人類解決這些問題，或是更進一步了解這些疾病。

自然醫學對於疾病的觀點是：**健康取決於平衡，我們的身體失去了平衡，才會生病，因此必須努力加以重建。**

就健康而言，細胞、組織與器官唯有處於微妙的平衡狀態才能存活，而免疫系統使這種平衡得以達成。細胞、組織與器官一旦處於和諧狀態，就能有效保持身體的健康，保護身體免於受到外來的侵略。

細菌與微生物本身並不會導致疾病，免疫系統難以對抗細菌與微生物，才是生病的風險之所以增加的原因。免疫系統如果變得強大，就能成功保護自己免於受到這些致病媒介的侵襲。

相較於「對抗○○○的戰爭」，「重建」或許才是比較好的字眼。或許，我們應該討論的是對於安寧、愛及健康的重建，大家使用的語言應該隱含著**合作而非對抗**

的意思——畢竟所有自然醫學的共同做法，都是配合身體及心靈的微妙能量，打造出一個運作得更順暢的有機體。

美國近年來的健康政策是讓人等待疾病的發生，然後醫界致力於遏止疾病的擴散。因為上述很明顯的原因，這不再是最安全、最聰明的處理方法。現在正是建立一個更有智慧的醫療體系的時候，而我認為，強調預防與維持健康而非治療疾病的自然醫學，提供了大眾一項安全的選擇。

整合醫學正在發生

身兼作家、教授與醫師等數職的安德魯・威爾（Andrew Weil）醫師，他在二〇〇一年時出了一本書，書名叫《整合醫學》，最能用來形容處於新千禧年的醫療產業情況。

我們正在見證醫學的轉變，及常見的醫療行為與自然療法的理論最終整合在一起。科學研究能夠證明人類各時期的自然醫學所擁有的古老智慧，這有助於使診斷與治療更有效，幫助我們了解現代世界中的人類。

醫療的這兩個分支逐漸融合，形成一門更為強大的醫療學科——整合醫學。

醫療領域由兩種迥然不同的健康理論所構成：**對抗療法**與**自然療法**。這兩種理論一直以來就如同意志堅定的老牛仔，都戴著牛仔帽，穿著配有馬刺的牛仔靴，手槍皮套裡插著兩把槍。這兩名牛仔住在同一個鎮上，但一直不願意與對方分享這座小鎮。他們一直以來都只做著自己的事，除了偶爾會朝著彼此開槍。其中一名牛仔會將他的槍口指向他勁敵的頭，往地上吐口口水，然後大喊：「**這間醫院不夠大，容納不下我們兩個人。**」

對抗療法與自然療法有如涇渭分明的兩個鄰居，沒人認為他們會和睦相處。不過，後來情況有所改變了。這兩名牛仔現在與對方一同坐了下來，坐在酒吧裡喝酒。某天天氣晴朗，他們還一起玩牌。不過，兩名牛仔仍舊有很長的路要走。

新的想法是「整合醫學」誕生的原因，**這種醫療體系與生命的質量及保護有關。**

就在我寫這本書的同時，美國這類迥異的醫療理論的匯聚之路幾乎已經來到了中途，受到認可的自然療法醫學院已經融入了美國社會，作為專業機構而立足於此。為了獲取更多人的支持及為自己豎立可信度，相較於先輩，這些自然療法醫學院已經發展出更有效的診斷技巧，對於現有的醫療技術也有更高程度的重視。

與此同時，**哈佛與耶魯等一般菁英醫療機構也趕搭上了「自然醫學」的浪潮**，由於許多學生對於治療領域的非主流觀點產生了興趣，因此這些學校開設了更多的課程，以介紹自然醫學的各種療法——這其實就是傳統醫界在直接回應大眾對於另類療法的需求。

我認為，當人們生病、而且真的病得很重時，他們真正想要的唯有讓自己舒服一點。他們想要被治癒，不論發揮療效的是特效藥還是一株生長了兩千年之久的草藥，都沒關係——他們只希望身體恢復健康——當對抗療法與自然療法這兩名牛仔坐下來喝酒聊天時，他們其實對這個情況心知肚明。

所以他們對彼此說：「人們的態度愈來愈不耐煩——他們生病了，對我們在街上開槍胡鬧的行為感到厭倦。我願意放下這兩把手槍，拿起我們的醫書，將我們長期以來的不和一次解決。因為如果我們不這麼做，此時此刻可能就有某個病人會死去，而死的可不是我們——如果你懂得我在說什麼。」他們對彼此點了點頭，態度嚴肅，明白如果有病人在眼前死去，在所有可能的結果中，這其實是最糟糕的一種。

這兩名牛仔的手中都握有對人類有用的東西，為了大家整體的利益，希望他們能夠放下手上的槍，拿起各自的醫書。因為在新的世紀裡，人們只是想要讓身體變得更加健康而已。

正常人會吃土嗎？

你可能對自然醫學帶給人們的所有驚奇都抱持著懷疑的態度，每次打開電視，似乎都會有個新聞播報員在介紹某種「新發現的神奇草藥」或任何自然物質。這禮拜可能是某種藥草，例如用來治療抑鬱症的金絲桃草；下禮拜則是名為葡萄糖胺的甲殼類動物衍生物，可用於治療關節炎；兩週後，新聞中又出現了貓爪藤，這種草藥是用來改善人們缺乏活力的情況。

為什麼我們沒有常常聽到關於吃土的新聞呢？既然草藥與其他自然藥物都上了媒體、受到全國民眾的關注，為什麼到現在「吃土」這件事仍然沒有獲得主流民意的歡迎呢？

其實近幾年，吃土已變得愈來愈流行。在一九九七年三月十九日，電視節目「非常雜誌」（Extra Magazine）針對吃土做了五分鐘的專題報導——這是對食土癖者的一大鼓舞。而一段時間以前（我不知道確切日期），美國公共電視網也播出了一個介紹食土癖者的一小時特別節目。

許多科學家、科學實驗、研討會及個人專訪，都為這個「怪異的習慣」提供了具教育意義的客觀觀點，我經常在無意中又看到媒體上出現關於吃土行為的相關報導，每當看到這類以黏土為主題的新文章時，我的臉上總會露出微笑，這些文章證實了我的研究成果——**食土癖是一種實際存在而又有益健康的行為**。

不過，我仍舊懷疑——如果每個人都百分之百相信吃土對身體有益，能夠在身體出現最糟糕情況時發揮療效，是否每個人都會願意吃下一口土？

「吃土」這個想法令大多數人感到噁心，因為大部分的文明國家已經變得太過「乾淨」，甚至連想到要吃土都不會願意。人們寧可用以氯處理過的自來水洗澡，吃滿含殺蟲劑與除草劑的食物，食用內含大量人造荷爾蒙與抗生素的肉類，以及呼吸來自工廠、汽車與染料的有害煙霧，卻完全不考慮服用採自大地的天然泥土——儘管**泥土能夠消除身體裡的毒素、刺激我們的免疫系統、制伏致病的病毒和殺蟲劑與巴拉刈（Paraquat）以及農達（Roundup）之類的除草劑**，以及許多其他功效，但「吃土」這個想法還是會讓某些人感到窒礙難行。

對我而言，我可不會讓嘴裡的一點土顆粒，成為想要恢復健康的絆腳石。我寫這本書，就是為了告訴大家**隱藏在大地中最隱密的治療祕方**之一。

吃土已經讓許多人開啟了新生活，但我要在一開始就強調，雖然我曾看過有人吃土後，猶如奇蹟一般恢復了健康，但是黏土並不是治病的萬靈丹，它只是許多自然療法當中的一種——只不過，是很棒的一種！

2 人人都吃土

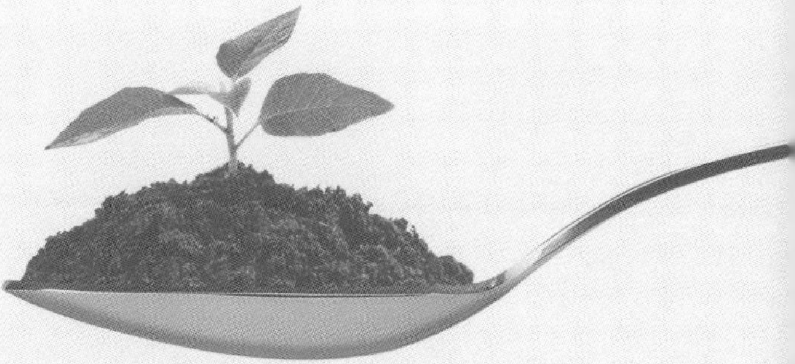

Everybody Eats Clay

如果有人所吃的食物同時是他的藥，那他可以自認為是個快樂的人。

——亨利・大衛・梭羅（Henry David Thoreau），美國作家

為什麼世界上有這麼多不同年紀、不同文化與不同種族的人在吃土？原因有很多。那麼，這些食土者是否知道某個大多數人都不知道的祕密？

沒錯，就是如此！而現在你也可以知道這個祕密。

吃土的八個原因

我發現，人們之所以吃土有八個基本的原因。比起其他任何事情，這些原因與生存和健康更有關聯。

①本能

②藥用方面的用途

③排毒

④補充礦物質／礦物質不足
⑤宗教儀式
⑥作為饑荒時的食物
⑦對懷孕的婦女有益
⑧在某些文化中是佳餚

吃土與氣候、文化、種族或教義一點關係也沒有。在最「文明」的國家，會吃土的人就跟你或我一樣，而在最「原始」的部落中，也可以發現這種行為。這種習慣並非屬於任何特定群體，因此沒有人可以被清楚標示為食土者或非食土者。在任何一個家庭中，有的人會吃土，但也有的人會堅拒——這是種個人的習慣。

❶本能

人類有許多天生就有的行為，或該說是本能。例如，面對大自然呈現在我們眼前的任何事物，去體驗與測試是我們的天性，而吃黏土、泥土或石頭，並不比吃鹽巴、藥草、嚼口香糖、菸草、吃牛或蝸牛來得更令人嘖嘖稱奇。這些行為似乎並非透過體驗而養成，相反的，它們最有可能存在於我們的「基因裡」，一代代流傳下去。

孩童是本能的最佳例子。哪個被放在沙池裡的孩子不會抓起一把沙土，然後往自己的嘴裡塞？沒聽過有幾個孩子不會這麼做的。另一方面，成人通常不會這樣在沙池裡玩耍，所以如果他們有吃土的欲望，他們會吃任何能夠拿到手的東西。

根據人類學者兼食土癖研究領域的先驅唐納・維米爾（Donald Vermeer）所言，許多住在都市裡的食土者會轉而食用洗衣用的澱粉漿或小蘇打，來滿足他們想吃泥土的渴望。根據某篇筆記的記載，許多懷孕的婦女會本能地感覺到自己需要吃土。

我認為人類的身體天生就知道哪些東西是維持健康所需，在我們親身呼應這些需求時，基本上就能發現強大的治癒力量。有趣的是，**某些疾病，例如痢疾（慢性腹瀉）或貧血，會使得部分病患有刻意去吃土的傾向。**對許多人來說，吃土就跟吞嚥、呼吸與眨眼等簡單的反射動作一樣自然。

❷ 藥用方面的用途

吃土顯然是**數千年來廣受推薦的一味良藥**，但是大部分的人都還不認識這味良藥，原因是這類推薦在美國實際上是聽不到的。由於在保健食品專賣店中，黏土商品變得愈來愈受歡迎，因此這項消息正逐漸流傳開來。據說黏土具有各種功效，包括用來**清理腸道**與**幫助消化系統排毒**，以及作為**驅蟲藥**（以擺脫寄生蟲）與**天然抗病毒劑**和**抗生素**之用。

如果我們回顧史書，會發現古希臘醫師加倫（Galen）曾經在執業時，率先讓病人服用亞美尼亞地區的泥土，以治療包括痤瘡與痔瘡等在內的各種疾病。而中國有位外號為陳泥丸的知名道士，他多次使用黏土捏成小丸子，治好了當時許多罹患不治之症的病人，名聲因而迅速地傳開。

附帶一提，黏土一直都被認為是治療腸道疾病的良方。印度聖雄甘地推薦用吃土來解決便祕問題，而在法國的某家機構，則使用黏土來製作藥物，以抑制並緩和嬰幼兒與成人的腹瀉症狀。

然而，這些並非全部。在南方的某些島嶼上，人們治療霍亂是使用以下這個藥方：將某種藥草的葉子放進裝了水的罐子裡頭，然後將一顆泥球懸掛在這些材料上方。將泡著葉子的水煮開，然後壓碎那顆泥球攪進水中，最後把調製好的藥劑拿給病人喝。

❸ 排毒

《美國臨床營養學期刊》曾經刊登過一篇關於吃土與排毒的文章（Timophy and Duquette，1991），在兩位作者所列出的許多例子中，以下幾個例子更能清楚證明，身體能夠透過使用黏土而得到淨化：

- 加州的波莫族（Pomo）印第安人會將黏土搭配原本味苦而又有毒的幾種橡實一起吃，黏土會吸收毒素、去除苦味。這些印第安人因而得以靠著這種主食存活，如果沒有黏土，這種主食會對他們的健康造成嚴重的潛在威脅。

- 在某項於研究室環境下所做的實驗中，老鼠因為中毒而導致腸胃問題，會自發性地食用黏土。
- 黑猩猩的行為提供了更多例證：在食用含毒素的植物後，許多黑猩猩會自發性地服用黏土。

根據這篇文章的結論，**黏土可以吸收飲食中的毒素、導致腸胃道不適的相關細菌毒素、導致酸中毒的氫離子，或是與懷孕相關的類固醇代謝物等代謝性毒素**。這一切都能引發各種常見症狀，包括噁心、嘔吐與腹瀉──簡單地說，以上症狀就是毒素累積過多所造成的。

❹ 補充礦物質／礦物質不足

黏土可以提供各種礦物質成分，種類之多令人印象深刻，包括鈣、鐵、鎂、鉀、硫、錳與二氧化矽，還有微量元素──那些出現時含量極小的元素。沒有這些基本的礦物質，生命便無法存在；沒有這些微量元素，就會造成嚴重的缺陷；缺乏其中任何一種，身體都不可能維持良好的健康。大多數人並不了解礦物質的重要性，也低估了它們存在的合理性與用處。這真是太糟糕了，因為身體無法自己製造礦物質，而必須仰賴外在來源的供給——我們需要礦物質跟我們需要空氣或水一樣重要。

醫學博士安尼塔（E. P. Anita）在他於一九八九年出版的著作《臨床食療法與營養學》一書中表示：「**相較於缺乏礦物質，身體對於缺乏維生素的情況能夠忍受更長的時間。然而，血液中所含重要礦物質的濃度若稍有變化，可能很快就會危及生命。**」此外，若身體缺乏礦物質，也可能加重缺乏維生素所造成的症狀。

在大多數的黏土中，不同的礦物質是以自然的比例存在，這有助於腸道對於礦物質的吸收。因此，許多部落與文明都會使用黏土來治療貧血與其他礦物質缺乏症。

❺ 宗教儀式

許多宗教都將吃土行為與精神和身體的療癒做正面的連結，某些種類的泥土被稱為「聖泥」，它們被視為是宗教象徵的延伸，憑藉著這些泥土，就能夠為人們的精神世界帶來蛻變。

在瓜地馬拉的埃斯基普拉斯（Esquipulas），也就是聖埃斯基普拉斯聖殿的所在地，每年都會製作五百七十萬片的聖泥板！這間基督教聖殿逐漸發展，吃土的行為可能就是因此而「基督教化」。聖泥板被視為是這間聖殿力量的延伸，人們相信泥板可以用來治療許多疾病，包括腸胃、心臟、眼睛與骨盆等方面的病痛。

這裡的聖泥板是用手工製成，上面刻有圖畫，包括耶穌被釘死在十字架上及耶穌復活這兩個故事。接著，再用製糖人的紅色染料塗染在泥板上，用來代表耶穌的鮮血與傷口。有趣的是，羅馬天主教會也一直庇佑著「藥泥板」的傳統，在基督教建教之初——也就是在埃斯基普拉斯的聖像刻好前的一千五百年——就已經是如此了。

吃土也與阿拉伯人和回教徒的宗教信仰有關。在麥加，黏土是販售的商品，上面會印著一句阿拉伯文：「**以真主之名！我們土地上的塵土混著我們之中某些人的唾液。**」人們認為只要吃了這些黏土，他或她的精神就能與真主同在。

草、樹皮、野生藥草、雜草與泥土，一直是爆發饑荒時主要的食物替代品。在沒有東西可以吃的情況下，人類會將所能夠找到的任何東西都吃下肚——也就是能夠讓胃獲得滿足的所有東西。

❻ 作為饑荒時的食物

黏土作為饑荒時的食物所得到的評價一直很高，因為它能夠解除飢餓的折磨。人們在吃了土之後會覺得肚子很飽，也會很奇怪地感到滿足。

在中國某次饑荒期間，有一群人賣過所謂的「石頭糕」，這種糕點的作法是將木頭絞碎混入塵土，接著與穀糠摻合後再拿去烤。石頭糕看起來並不會太糟糕，但是嚐起來就像塵土——也就是它原本的樣子。在其他地方的饑荒期間，人們則是用磨碎的葉子、黏土與花種製作成麵粉，作為每日餐點食用，直到能夠找到食物為止。

不同的群體為這類食物取了許多頗具想像力的名字，稱呼它們為「礦物麵粉」、「土米」或「石頭餐」。當然，他們在吃的終究是泥土。然而我認為，這總比嚼食煮過的鞋子、衣服、毯子或皮革要來得好。

❼ 對懷孕的婦女有益

吃土的行為在婦女懷孕期間最為常見。據說這種行為具有好幾種作用，包括**為尚未出生的胎兒提供礦物質營養**，以及**確保平安生產**。不過，儘管黏土似乎具有飲食方面的貢獻，但是懷孕的婦女吃土卻不是特地為了它的營養成分，其中所蘊含的礦物質只被視為是「有利的副作用」。

在馬來西亞，食用黏土的是想生孩子的婦女，目的是為了幫助懷孕；在新幾內亞，懷孕的婦女吃土是因為她們認為這麼做對胎兒有益；在俄羅斯，有個部落認為將黏土放在舌頭上，是加速生產與排出胞衣的好方法，此外，也可以食用黏土來緩解晨吐症狀。

人們很快便不再將懷孕婦女對泥土的渴望放在心上，因為她們經常想吃奇怪的食物，例如醃菜與冰淇淋。

然而，考慮到來自世界各地的許多證據顯示，這種行為似乎並沒有那麼奇怪——只是被人們誤解了而已。

8 在某些文化中是佳餚

你是否曾聽說過有人吃包裹在巧克力裡的螞蟻？小時候，我們經常拿這種事情開玩笑。然而，在印度與非洲，這卻不是開玩笑的事情，而是一樣需要認真對待的美食。人們會到白蟻的窩邊吃蟻窩的土，連同土裡的白蟻一起吃下去，有時還會加點蜂蜜進去——他們認為這麼做有助於提升力量與活力。

在你我寧可吃塊蛋糕或來碗冰凍優格時，許多人卻寧願選擇吃黏土搭配蜂蜜和糖。對我們來說，這種吃法聽起來很怪，不過在某些文明中，那裡的人還未接觸過人造調味料與色素，黏土作為甜點，是一道無庸置疑的佳餚——而且還是卡路里低的健康佳餚。

在新幾內亞的北部沿岸，那裡的人把土當成某種糖果在吃，這種糖果有各式各樣的味道，從微甜到很像巧克力的都有。至於附近的另一群人，則會費力地將黏土捲成圓盤狀與管狀，接著用鹽水淹過這些土餅，塗上椰子油，然後加以烘烤，最後再把它們吃掉。

連動物都會吃土

動物會本能地受到黏土所吸引，通常都是在黏土處於泥狀時。我第一次讀到與動物吃土有關的資料，是在琳達‧克拉克（Linda Clark）的《自然康復》中的一篇文章裡，她提到麋鹿、鹿、郊狼與山貓會聚集在某些有黏土的地區。這些動物會舔食黏土，或假使牠們受了傷，牠們會在土裡滾來滾去，以緩和傷勢。

後來，我得知還有許多其他種生物同樣仰賴黏土，將其作為每日飲食中很重要的一部分，對於這種情況，我並未太感訝異：

- 在阿拉斯加基奈半島（Kenai）上的棕熊與黑熊，會在春末與夏末的時候吃土。
- 人們有時會看到土撥鼠吃路旁的碎石。
- 經常有人觀察到蝴蝶會飛落到水坑邊的濕泥上，或是落在溪流中的沙洲上。牠們會吃點土，然後繼續飛行。

● 老鼠會因為中毒而吃土。

● 根據某項田野調查的結果，在羊隻較多的地區，有小羊直覺地食用富含碘的泥土，因此得以預防甲狀腺腫大。

● 許多食草動物都會在吃入充滿單寧（一種毒素）的草後食用黏土。

無疑地，動物也在吃土的行列裡。然而，儘管有許多的田野調查與研究報告，但大多數科學家還是無法肯定動物選擇吃土的根本原因。我個人認為，這與健康有關，動物只是因為吃土會變得更健康。

3

關於黏土的科學知識

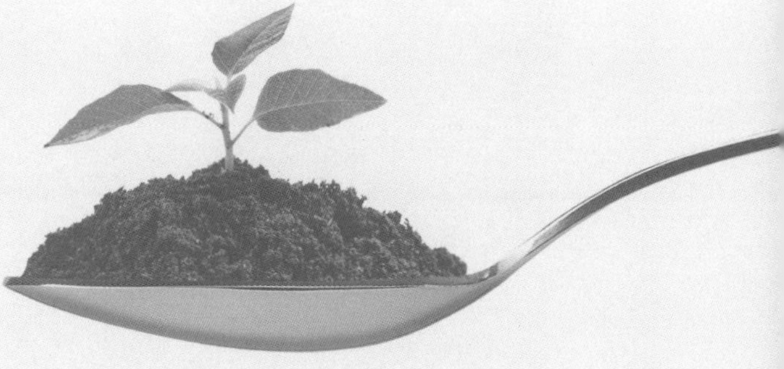

What Does Science Say about Clay?

學習，比較，蒐集事實！

——伊凡・彼得羅維奇・巴夫洛夫（Ivan Petrovich Pavlov），俄國心理學家相較於本書的其他章節，這一章包含了更多的科學資訊。然而，關於吃土的研究至今仍大多處於初始階段。如果你了解黏土背後的化學作用，就能明白它是怎麼在體內發揮作用，你會知道應該尋求哪些療效，以及應該注意什麼危害。我保證，本章介紹的所有資訊，都是既有趣又容易看懂，正如父親所說：「**如果我問你時間，請直接告訴我幾點，而不是跟我講解製作時鐘的方法。**」

黏土的種類

在黏土礦物中，各種元素（氧、矽、鉀等等）是呈球形，按照規則的立體架構排列。這些球形元素是黏土礦物的基本單位，它們的排列方式決定了礦物的種類。黏土礦物族群的特性則決定了黏土的種類及其最終的用途。換句話說，透過黏土礦物的結構，我們就能了解它的特性。

在適於食用的黏土中，蒙脫石最為常見，需求量也最高。有許多研究論文都是以蒙脫石為主題，而且因其不尋常的特性，長久以來一直受到科學家與一般人的肯定。

「蒙脫石」黏土這個名稱，來自於法國小鎮蒙特莫里永（Montmorillon），也就是首次發現此類黏土的地方。這種礦質黏土屬於膨潤石（Smectite）這個黏土礦物族群，為層狀結構。膨潤石是七大黏土礦物族群之一，每個黏土礦物族群的層狀結構都包含一定數量的種類與變種；黏土礦物有許多不同的形狀和大小，因而產生了各式各樣的黏土。

黏土的種類極多，並非所有黏土都具有相同的作用。有的更適合工業用途，有的則適合作為飲食

黏土礦物的立體模式

不論位在中間的是哪種元素——在本圖中是二氧化矽——都能決定黏土的種類及其未來的用途。這種礦物結構稱為單一二氧化矽四面體，是蒙脫石黏土（montmorillonite，最適於食用的黏土）的基本構造。

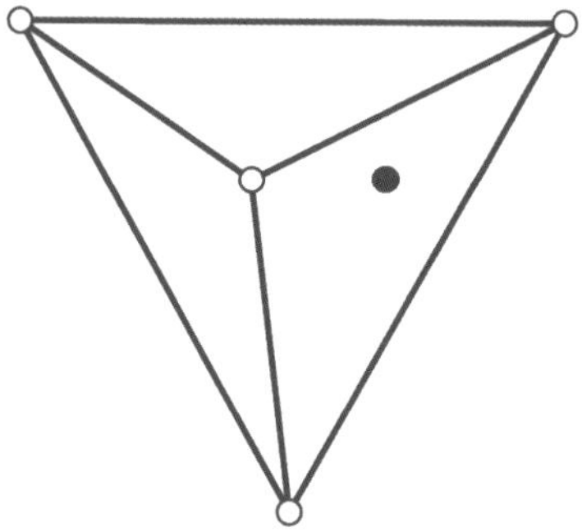

之用——當然，我們主要有興趣的是最適合用於飲食的黏土。然而，在開始檢視不同的黏土礦物前，我們必須先了解有助於界定礦物的兩個重要特性，如此一來，我們便能明白某些黏土礦物比其他黏土礦物更受重視的原因。

吸附與吸收

這兩個詞看起來雖然很像，但是在了解黏土礦物的作用時，兩者之間的差異卻至關緊要。

吸附（adsorption）

吸附所描繪的，是物質附著到吸附介質表面的過程。黏土的礦物顆粒邊緣布滿了「未滿足的離子鍵」（unsatisfied ionic bonds），因此，黏土自然會設法滿足這些化學鍵。為了達成這個目的，黏土必須與帶有相反電（離子）荷的物質相遇，這時，布滿吸附介質與該物質外部結構單元的離子便會交換。

據說黏土顆粒帶有負電荷，而雜質或毒素則帶有正電荷。正是因為如此，黏土才一直被用於吸附啤酒、葡萄酒與蘋果酒中的膠體雜質。葡萄酒中的雜質帶有正電荷，將少量帶負電荷的黏土材料攪入葡萄酒中，就能將雜質加以凝結（聚集）並去除。黏土顆粒會吸引葡萄酒中的雜質，而後兩者一起往下沉澱。

在人體內，這個吸附過程也會產生相同的作用。在服用黏土後，帶有正電荷的毒素會受到黏土礦物帶有負電荷的邊緣所吸引，進而發生交換反應，透過該反應，黏土會將自身的離子與其他物質的離子做交換，毒素於是受到在電學上獲得滿足的黏土所束縛，直到身體能將兩者排出為止。

「活躍（active）」或「具有活性（alive）」這兩個詞，代表了特定黏土礦物的離子交換能力，黏土礦物離子的活躍程度，決定了該礦物是否能被歸類為具有活性。只有活體，才能夠藉由攝入某些種類的無生命物質，將其轉變成自己的一部分，進而成長並且改變自己的形狀與大小；沒有死體擁有吸附的能力——這在物理學上是不可能的。

吸收（absorption）

吸收是比吸附更緩慢、也更複雜許多的過程。在吸收的過程中，黏土比較像是一塊海綿，將物質吸入它的內部結構中。為了使吸收作用得以發生，這些物質必須經過化學變化才能夠穿過介質的障壁。一旦穿透過去，這些物質就會進入到黏土結構的單元晶層之間。不同於毒素只是附著在黏土表面，這些物質實際上是被吸入了黏土內部——這就是具吸收作用的黏土，被稱為膨脹性黏土的原因。黏土將愈多物質吸入其內部結構中，本身就會膨脹得愈大，黏土晶層的間距也會隨之擴大。

任何帶有內層電荷的黏土礦物都具有吸收能力。帶有內層電荷意味著晶層之間有帶有電荷的離子，四周圍繞著水分子。如此一來，隨著被吸收的物質填滿了層疊狀矽酸鹽晶層之間的空間，黏土就膨脹了。

具有吸收特性的黏土礦物幾乎能夠吸收任何東西，不論是毒素、醬油都包括在內。然而，**就飲食而言，你必須確定自己所服用的膨脹性黏土礦物只會吸收有害的毒素，而非營養素。**有些黏土礦物兩者都會吸收，由於所吸入的物質不只有毒素，還包括了營養素，因此造成很大的問題。如果你缺少維持健康所需的數種營養素，可能會很容易生病。

遺憾的是，並無辦法確切知道哪種黏土才安全，只能仰賴猜測。

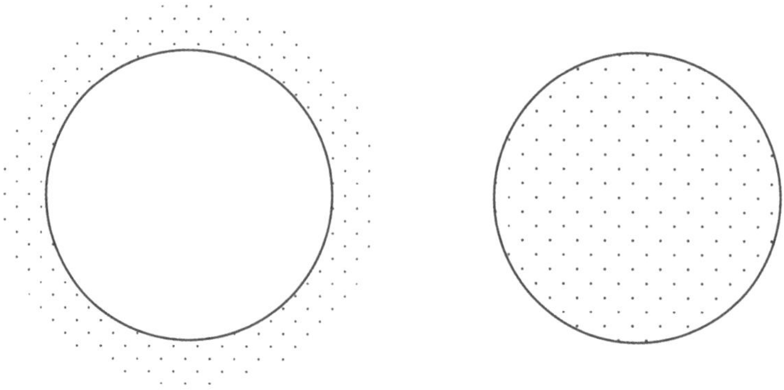

吸附與吸收

圖中的小點代表毒素；大圓圈則代表黏土。圖左為吸附作用，透過離子交換，有害的毒素被吸引到黏土的表面；圖右為吸收作用，毒素已經進入黏土內部，停留在黏土晶層之間。

有些黏土的吸收作用較和緩，而有些則明顯而激烈。隨著本書的進展，我會將其他人與我分享、以及我自己所發現的訣竅，提供給讀者，以幫助大家找到合適的可食用黏土。

哪種黏土具有這些作用？

黏土共有七個族群，如以下所列：

- 高嶺土族群
- 伊萊石（Illite）族群
- 膨潤石族群
- 綠泥石（Chlorite）族群

- 蛭石（Vermiculite）族群
- 混層族群（由以上五個族群所構成）
- 板條狀族群

所有黏土都具有吸附作用；然而，**膨潤石族群除了有吸附作用外，也是具有吸收能力的唯一族群**，保健食品產業所販售的大多數黏土，都屬膨潤石類別。為了節省時間與篇幅，我只會簡單介紹最受歡迎的幾種黏土。

高嶺土

前文提過，高嶺土這種礦質黏土被用來製造Kaopectate類止瀉劑。除了如其他黏土一般吸附毒素與細菌，高嶺土主要是作為膨脹劑以達到止瀉的目的。最近有數家保健食品公司都在廣告中表示，自己的複合礦物質產品中含有高嶺土成分，強調高嶺土能夠補充微量元素。

伊萊石

伊萊石族群是因為美國的伊利諾州而得名。最知名的一種伊萊石叫做海綠石（glauconite），是一種綠色的礦質黏土，通常發現於源自大海的黏土中，還包括白色與黃色等顏色。

膨潤石

膨潤石的特色是具有膨脹的特性。不同於其他黏土，只有膨潤石能夠同時吸收與吸附毒素。這證明了膨潤石在構造上的獨特性，使得它有別於其他所有黏土。因此，膨潤石已成為在產業與飲食方面最受喜愛的一種黏土。

蒙脫石

大家最熟悉的一種膨潤石就是蒙脫石，它是綠石泥（green clay）以外最受喜愛的一種可食用黏土。此外，以蒙脫石為主題的相關研究也最多。

蒙脫石礦物的顆粒非常小。相較於其他黏土礦物，它的顆粒極其細微，晶層也極薄。晶層離子間的束縛非常鬆散，很容易進行交換。不只有毒素會附著到蒙脫石的表面，各種元素與有機物質也會進入到晶層之間。

除了在構造方面十分獨特之外，蒙脫石在與水適當地結合後，會產生特別大的表面積，這能夠進一步提升蒙脫石的吸附與吸收特性。在化學構造上，蒙脫石的形狀就像是一張信用卡，負電荷分布於平坦的表面，邊緣則帶有正電荷。因此，負電荷（好的電荷）的力量大過正電荷許多倍。蒙脫石是種比較複雜的黏土，其所擁有的交換能力勝過較簡單的黏土種類，例如高嶺土。**蒙脫石吸附與吸收毒素的能力也比其他族群中的黏土要來得高。**

根據某篇關於黏土的文章（Lei 1996），麻省理工學院的一名礦物學家羅伯特・馬林（Robert T. Marin）曾表示，一公克的蒙脫石有高達八百平方公尺的表面積！為了讓大家對這個數字有所感，八百平方公尺大約等於十座橄欖球場那麼大！**黏土的表面積愈大，就愈有力量帶起重量為黏土重量許多倍的帶正電荷微粒或毒素。**

不論是哪一種黏土，通常都是黏土礦物的混合，而且幾乎總是混合一、兩種礦物為主。鮮少黏土只有單一成分，通常都是不只與其他黏土混合在一起，其中還會混著石英、雲母、長石及碳酸鹽的微小結晶，而且大多數的黏土中都含有蒙脫石。

蒙脫石的現有種類在顏色、稠度與形狀上各有不同：可能是白色、灰色，或是粉紅色，帶有些許黃色或綠色。在任何礦物中的黏土族群混合物裡，通常都含有蒙脫石；六個黏土族群中很可能都含有蒙脫石顆粒。蒙脫石的來源包括美國、義大利以及法國。

皂土

你可能曾聽說過皂土（bentonite），這是種使用範圍廣泛的工業用黏土，最近就有數家公司在他們的保健配方裡加入皂土進行販售。在大自然中，皂土的分布範圍很廣。它的名稱來自於美國懷俄明州的本頓堡（Fort Benton）白堊岩岩系，也就是首次發現這種黏土的地方。皂土這個名字可能會令人誤解，它並不是礦物名，而是一種有在市場上流通的膨脹性黏土的商品名稱。該名稱通常用於交易之時，作為蒙脫石的代稱，有時這些名稱還能交替使用。膨潤石才是礦物學家所使用的一般族群名稱。

皂土源自於風化的火山灰。在海裡，火山灰會隨著時間流逝而自行轉變成膨潤石。在膨潤石族群中含有好幾種黏土，蒙脫石就是其中之一。

依據來源的不同，皂土中的蒙脫石含量比例可能很高，也可能只有一丁點兒。其餘的成分，則可能屬於非相關或是全然不同的礦物族群。很少能找到百分之百毫無摻雜的膨潤石，因此，並非所有的皂土都全然是膨潤石。伊萊石或綠泥石等黏土礦物出現在交替層中的情況相當常見。

選擇及食用適當的黏土時須注意以下這點：**有時皂土會被錯誤地貼上蒙脫石的標籤進行販售，或至少標籤上的名稱並未對其中成分給予任何清楚的指示。**我曾看過各式各樣的蒙脫石黏土，每一種黏土看起來、摸起來、嚐起來的感覺及所發揮的作用都不同，這是因為它們其實並不是同一種黏土。就工業應用而言，皂土只要具有良好的膨脹能力，就算礦物成分不同也無關緊要，但這套標準無法套用在黏土的食用上。

可惜的是，正因為黏土的成分不同，因此有的黏土比他種黏土更適合食用。這種情況經常令人感到困惑——即使標籤告訴你這是「皀土」，但還是無法百分之百確定自己即將吃下肚的究竟是哪種黏土礦物；即使科學家也有不同的看法，或者該說其實他們自己也無法肯定。

單一與混合黏土礦物

一般而言，黏土材料可能是由單一的黏土礦物，或由許多不同天然礦物複合物的顆粒所構成。要找到純的黏土礦物並不容易，人們必須在大自然中煞費苦心地將它們挖掘出來（如同金礦的礦脈），此外，科學家也會在實驗室裡製造單一黏土礦物。

大自然中最常見的是某種礦物的疊層，舉例來說，蒙脫石與他種礦物相間（例如伊萊石）。換句話說，一個微小的顆粒可能就是由一層接著一層的伊萊石與蒙脫石所構成。當然，這會隨著沉積的地區與氣候而有所變化——氣候所帶來的影響會左右某些種類的黏土礦物形成。

只是冰山一角

由於黏土具有複雜的構造，也因此它們的作用都很難預估。不幸的是，黏土礦物的化學成分與它們的作用之間，關係並不單純。即便有些黏土礦物看起來幾乎完全相同，但所發揮的作用卻可能天差地別。同樣的，雖然某些黏土礦物在結構上沒有任何相同的地方，但卻可能具有與彼此類似的作用。

事實上，在食土癖或地球化學的世界中，**在黏土領域中沒有人是萬事通**。相關資訊也是零星而有限的，我也只碰觸到了黏土世界的冰山一角。

如果這使你對吃土缺乏信心並感到不安，也可針對不同的黏土礦物展開研究。需要研究的黏土礦物數量極多，但我不確定這樣廣泛地進行研究是件很重要的事。其實你唯一需要熟悉的是那些主要的礦物族群，如此就能明白它們與療效相關的模式。

在附錄中，我加入了更多依照個人所需，購買適當黏土的相關資訊，而本書從頭到尾都提供了選擇適當黏土的簡單指引，因此你不必擔心自己從保健食品專賣店的貨架上提走一罐黏土，卻吃到什麼有危害的東西，或者是無法得到付費後所想要得到的效果。

業界的大多數公司都致力於提供最好的產品，完全不會有欺騙消費者的想法。他們的興趣在於出售商品，希望客戶會回頭進行更多消費。此外，保健食品專賣店也會盡力引進最高品質的產品，尤其是對自己或對消費者來說都毫無風險的產品。因此，你在保健食品專賣店所找到的可食用黏土，通常應該都是可以放心服食的。

4

黏土帶來生命力

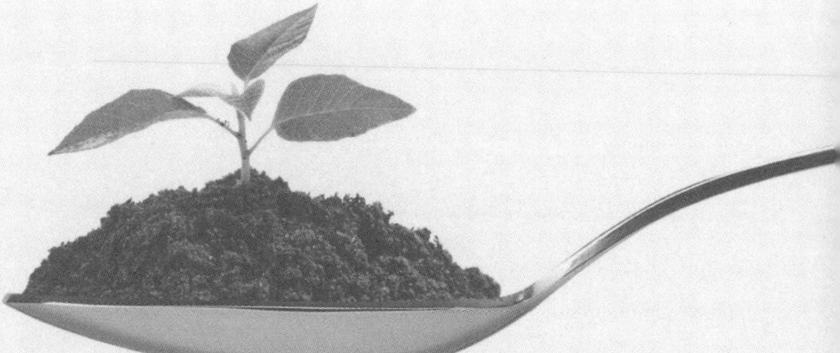

Clay Is Alive

從遙遠的月球往回看，令人震撼的是……地球是有生命的。

——路易斯·湯瑪斯（Lewis Thomas），《細胞的生命：一名生物觀察家的筆記》作者

宇宙是由「有生命」與「無生命」兩個系統所構成。對於世界上哪些事物擁有生命，大多數人都意見一致。舉例來說：人體是個有生命的系統，組成這個系統的是一組不斷在運轉的細胞，細胞形成心臟或肺臟之類的器官，發揮作用支持身體的運作，讓身體得以成長、繁殖及維持生命。植物的生命就像人體一樣，依循著類似的模式，因此也屬於有生命的系統。植物活著、繁殖並成長，遵循著這個模式，見證生與死的循環。另一方面，岩石無法生長與繁殖。它們屬於無生命系統的類別，亦無法活動。岩石只會做一件事情：分解，或瓦解成愈來愈簡單的元素。岩石要改變結構的唯一方法，就是透過風化之類的過程，各種元素會藉由這個過程控制岩石的變化，但如果是靠岩石自己，它什麼事情都沒辦法做。

活著的生物，唯有在死亡後才會受到無生命世界的法規拘束，漸漸消散成愈來愈簡單的元素。生物活著與剛死之間的區別，在於某樣我們稱之為「生命」的事物，生命是我們既無法看到、聽到、聞到、碰觸到，也無法量秤重量的，但它卻能在物體存活時使之生氣勃勃——這股力量擁有對抗崩潰與衰敗的能力（Gibson and Gibson，1987）。

在基礎科學的課堂上，我們學到原子是組成物質的基本單元。然而，過去二十年的調查研究結果卻說明，這些原子比大家過去所想的更為複雜，能夠分解成更微小的次原子粒子。這些粒子帶有不是正電荷就是負電荷；有的粒子是中性的，有的則看似毫無重量。正是這些粒子的結合與排列，構成了簡單的無機元素（例如鹽和水），也構成了更為複雜的有機物質——進一步說，就是各種有生命的系統。

然而，在大自然這片令人讚嘆的奇觀背後，單單這些粒子並不足以產生生命。沒有生命的力量賦予生機，粒子本身什麼事情都做不成。這股生機的泉源，才是安排引導整個變化過程的「那股力量」。

長達一百萬年的實驗

假使你可以挖幾大匙的黏土放進裝了水的罐子裡，等過了一百萬年以後再回來看，應該就會發現那些黏土已經不再是你離開時的模樣——它們已經變成了另一種礦物了。

這是因為黏土中的化學與物理成分不斷在改變——**黏土具有活性**。根據亞利桑那州立大學的地質學教授唐恩・伯特（Don Burt）博士所言，某些黏土屬於不穩定礦物，因此會隨著時間流逝進行改造。例如，在某些情況下，火山灰會變成膨潤石；而膨潤石在符合某些條件時，則又會變成高嶺土。因此，各種元素不停地在運作，而看不見的生命力量是它們的原動力。這就是活躍的黏土礦物的定義。因為活躍，所以能夠改變、成長並改造自己。

能量交換

若回頭觀察人體的基本物理成分，我們可以放心地說，人是由許多粒子藉由電力鍵結合在一起所構成。電力是將原子與分子連結在一起的力量，化學鍵及化學反應的發生都取決於這些電力。因此，所有的化學反應基本上都來自於電力的重新安排，這些安排對於身體——亦即組織與器官——來說，同樣極其重要。如果將這一切都納入考量，**一個生命體所表現出來的樣子，其實就像是一套極為精密、複雜的電力系統**（Gibson and Gibson，1987）。

在生病期間，生命力會變得虛弱，無法支持身體維持運作。不過，當身體健康時，情況則完全相反：生命力變得相當旺盛，能夠對抗疾病與衰朽。讓免疫系統持續發揮作用的，是支撐著該系統的能量，這就是生命的本質。

如果沒有能量支持著身體，身體無法順利運作，或起碼在運作時也會發生各種機能上的問題。

在服用黏土後，黏土中所蘊含的生命力會釋放出來，進入身體與生命能量融合，為我們帶來更強大、更有力的能量。黏土的顆粒是刺激與轉變的媒介，能夠隨著脈衝抑制與釋放能量。天然的磁性作用為生命體帶來巨大的力量，並透過潛在能量的釋放，幫助生命體重建生命潛能。當黏土接觸到身體時，會促使身體釋放出所蘊含的生命力：許多植物與動物同樣都是以黏土的生命力作為能量來源。

因此，為了促進健康，身體必須不斷接受另一種有效能量，例如黏土的刺激。如果免疫系統的運作並不處於最佳狀態，黏土能夠刺激身體的內部機制，使停滯的能量活躍起來，並提供身體有效的磁性作用，讓它能夠運轉順利。

這是否表示你必須等到生病時才能食用黏土？不，完全不是。**黏土最知名的特點就在於它會「依據需要而發揮作用」**。據說黏土能夠刺激免疫系統，發現全新的健康平衡狀態。所有反應都不是強制發生的，而是在有需要時才會被啟動。換句話說，黏土只是使身體強化，進而擁有較高的抵抗能力。如此一來，身體的天然免疫系統自行恢復與維持健康的可能性便會提高。

5 與生命互動的黏土

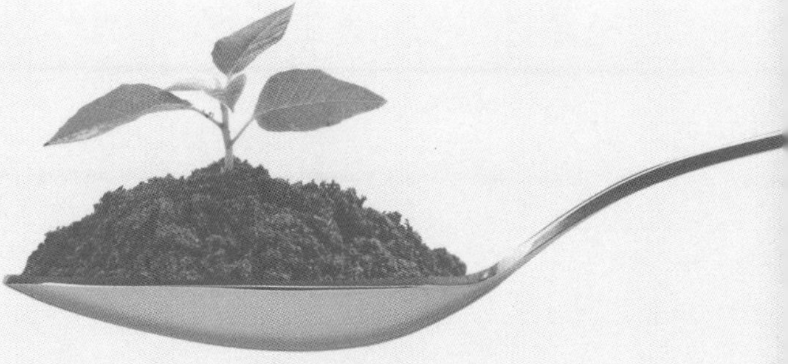

Clay Interacting with Life

未來的醫師不會開藥，而是會讓他的病人知道應該如何照顧自己的身體、注意飲食，並了解疾病的成因與預防方法。

——湯瑪斯·愛迪生（Thomas Edison）

本章將簡單介紹黏土與身體補充礦物質之間的關係。本書其他章節的內容都將重點放在黏土的獨特能力上，描述因為黏土本身不會被吸收，所以能夠幫助身體排毒，相較之下，本章的內容可能顯得較為特殊。

黏土的作用同時包括了**有助於排毒**，以及**提供身體可吸收的營養素**，這似乎完全自相矛盾。邏輯上，黏土無法一下子是惰性物質，一下子又轉變成能滿足人體營養需求的物質。這就像是拿起一塊圓形的積木，把它塞進一個方形的洞裡，居然還成功了！不過事實就是如此：黏土能夠**同時**發揮這兩種作用。

由於需要更多的研究，才能進一步了解黏土、及它是如何發揮作用的，以解釋前述的矛盾，因此本章無法就此提出清楚的說明。

此外，本章會檢視吃土有時評價不佳的某個面向——那就是黏土可以成為相當有益的礦物質來源（繼續看下去，你就知道為什麼有人這麼認為了）。近來補充礦物質的相關資訊受到媒體的大幅報導，就補充營養來說，某些種類的黏土中礦物質含量相當值得重視，因此人們當然可以將黏土視為某種膳食補充品。

黏土是營養素的來源嗎？

根據刊登於《美國臨床營養學期刊》中的一篇文章〈食土癖的作用：排毒與補充礦物質（Detoxification and Mineral Supplemenation As Functions of Geophagy）〉（John and Duquette 1991），**關於吃土最普遍的解釋是，這種行為是因應營養不足所做出的反應。**

在數篇臨床研究報告中，吃土被認為是特定營養素缺乏時的身體自然反應；不過也有許多研究結果表示，吃土的行為是造成特定營養素不足的原因。

在科學家所進行的某些實驗中，先讓動物身上出現缺少礦物質的症狀，例如缺鐵或缺鉀，在實驗中那些動物改變了飲食行為，例如已經證明缺鐵是食用某些黏土的原因——不過這項議題仍有爭議存在。

在印度錫金喜馬拉雅地區（Sikkim Himalayas）的讓札谷（Runjut Vally），當地人會服食某種紅土，利用紅土中所含有的特定礦物質成分，來治療甲狀腺腫大的症狀。在保健食品專賣店裡的礦物質補充品，其中含有部分的黏土，是一件很常見的事，某些黏土（雖非所有的黏土）可以提供大量的重要礦物質，例如鈣、鐵、鎂、錳和鋅等。

挑選黏土要注意礦物組成分析

礦物質對身體內的所有化學反應來說都至關緊要，但身體無法自行製造礦物質，因此必須仰賴外在來源的供給。沒有礦物質，身體很容易就會受到疾病的侵襲。

礦物質有什麼功能？

礦物質具有某些重要的功效，能夠：

①提供飲食當中可能缺少的主要元素與微量元素。

②作為催化劑，在新陳代謝與細胞組成中扮演很重要的角色。
③調節細胞膜的滲透性。
④維持內在與外在環境間水分的平衡與滲透壓。
⑤影響肌肉的收縮性。
⑥控制神經對刺激的反應。

為什麼礦物質對人體內的化學反應如此重要？

細胞就像是帶有正電荷與負電荷的電池，在電池的能量開始減弱時，細胞會變得又病又虛弱，此時若有電流幫即將死亡的細胞充電，細胞就會再次變得活躍。礦物質本身即帶有正電荷與負電荷，由於這些電荷的交換，使得礦物質發生作用。

雖然科學家並無法確定這一切是怎麼發生、或礦物質能夠作用到哪種程度，但如果我們提供細胞繼續存活所需的主要礦物質，細胞就能再生，「調理」好自己而後回復健康狀態。

如果你的身體缺乏必需的主要礦物質，會發生什麼事？以下是某些礦物質及它們所能帶來的有利作用：

- **鈣**：是形成強壯的骨骼與牙齒所不可或缺的礦物質。
- **碘**：維持甲狀腺功能。
- **鐵**：對血液至關緊要，負責攜帶氧氣；缺鐵可能導致貧血。
- **鎂**：食物新陳代謝與神經功能所必需。
- **磷**：管理心臟、神經與肌肉活動，協助維持血液與組織內的酸鹼平衡。
- **鉀**：除了能夠強化神經與心臟，也能夠維持身體水分與酸鹼平衡。
- **硒**：曾被認為具有毒性，如今則被視為最有用的元素之一；具有抗氧化劑（預防癌症的要素之一）的功效。
- **鈉**：協助控制身體水分與酸鹼平衡；過多可能導致水腫，亦即組織腫脹。
- **鋅**：對眼睛的功能及男性前列腺的正常運作來說十分重要。

如今，我們已經知道大部分主要礦物質的作用——好比上述的礦物質，然而，我們仍舊不了解較不受注意的某些礦物質的功能，例如金或錫。在未來，我確信人們會發現它們的用途；隨著我們進一步明瞭透過補充礦物質提升人體健康的效果，礦物質的價值會更受到重視。

你需要多少礦物質才能保持健康？

礦物元素會進入身體每顆細胞的結構中，某些構造中的元素比其他構造來得多，數量多寡是配合各構造的獨特需求，例如，骨骼中比軟組織含有更多的鈣和鎂，而軟組織裡則有著更多的磷。

關於人體運作所需的微量元素份量，過去沒有留下任何資料。曾被認定為具有毒性的礦物質，例如硒和鉻，現在人們發現它們對於體內許多化學反應是不可或缺的：硒因為具有抗癌的特性而受到認可，而鉻是控制新陳代謝與血糖濃度的主要元素。

每種礦物質確切的需要量是多少，沒人可以確定。要注意的是，少數種類的元素，我們完全無法看出人體對該元素的需求——它無法展現出自己的重要性。舉例來說，我們知道鈣很重要，也知道一天若沒有攝取到一千毫克的鈣，骨骼可能因此而變得脆弱，也可能導致神經衰弱，容易緊張不安，可是有誰會想到微量元素鈷？當鈷以維生素B_{12}的形式存在時，每天攝取五毫克的鈷，絕對是維持生命所必需。當鈷的攝取量太少，就會導致體力大幅下滑。

身體適當吸收礦物質的關鍵是均衡。科學研究無法說明礦物質彼此之間的相互作用，**缺少某種礦物質，可能不利於另一種礦物質發揮其功效**，更會進而改變身體對另一種礦物質的需求。例如過量的鋅可能導致身體缺銅，而攝取太多鈣也可能導致人體對鎂的攝取毫無作用。人們在服用各種礦物質補充品時必須小心謹慎，補充不當會對健康造成立即的危害。

某個黏土的樣本

典型的黏土複合物中究竟包含多少礦物質？

發現自美國內華達州的某種蒙脫石黏土，經分析後知道其中含有以下元素：

硼　鏑　銦　汞　鐠　鈉　鈦　鐵　釩　銪　溴
鉍　銅　鈥　錳　鉀　銀　錫　氟　銠　錸　釹
鈹　鈷　鉿　鎂　鉑　矽　銩　鈣　硫　鎢　鍶
鋇　鉻　金　鎦　磷　硒　釷　鋯　鈾　鎳　鉬
砷　氯　鍺　鋰　鈀　鈧　鉈　鋅　鉫　鉉　碘
銻　銫　鎵　鉛　鋨　釤　鋱　釔　鉏　鎘　鉺
鋁　鈽　釓　鑭　鈮　釕　碲　鐿

你可能驚訝於一份黏土礦物樣本中所出現的元素數量——的確，這項結果令人震驚。然而，信不信由你，大多數的食土者之所以吃土，其實並非是為了其中的礦物質成分。相反的，在他們眼中，這個部分屬於附加利益。

遺憾的是，我無法從這家公司獲得該份黏土樣本的確切礦物質比例分析報告。對黏土的礦物組成進行分析是很重要的事，這是為了方便確認其中並未含有高比例的有毒礦物質。

因為不同的黏土可能有所差異，因此**當你在購買黏土時，應該索取它的礦物組成分析報告**。然而，即使無法立即取得分析，也不用擔心。出售黏土供人食用的公司對產品進行礦物分析，都是慣常的做法——事實上，這是任何公司都應當採取且實踐的防護措施。

在保健食品專賣店中，大多數供應商為了吸引消費者，都自願受到全國自治食品聯盟的管束，堅持遵守嚴格的品質標準——畢竟，沒有一家公司想要被告！

我會選擇適合食用的黏土產品

在找尋合適的黏土時，我們的目標是找到**所含的礦物質成分適於服用的特定黏土**。元素以有機的形式存在於黏土內部，但這並無法保證攝取這些元素就是完全安全無虞的。比方說，人們不會希望所服食的黏土中含有大量的砷或鎘等礦物質，這些礦物質毒性強烈，食用這種黏土無異於是自殺。

理想的情況下，沒人想要購買含有毒礦物質的黏土。因此，如果你的黏土中含有自然形成的砷或鎘會發生什麼事？如果你想要服食黏土，這是否會成為問題？

答案是「**不會**」，或至少是「**不會，只要這些礦物質存在的量極小就沒問題**」。

這可能聽來有點奇怪，但請繼續往下看。

有毒礦物質的吸收牽涉到某種次序：首先，礦物質要被吸收，必須與酵素綁定。其次，不論礦物質有毒沒毒，都會和同樣的酵素綁定。第三，在有大量的重要無毒元素，而有毒元素的量卻極小時，兩種元素會爭著綁定在同樣的酵素上。在這種情況之下，有毒元素基本上「數量不占優勢」，因此無法很快就被吸收——就算不受歡迎的有毒元素與酵素的結合牢固許多，但如果有大量的無毒元素，那麼前者就無法順利地被身體吸收。

因為我已經提過黏土中有鎘的存在，我想舉個與這種礦物質有關的例子，以說明有毒礦物質的吸收次序。即使黏土中可能含有鎘，但如果有份量達兩百倍的鋅與銅存在，鎘就不會被吸收。不過，如果出現嚴重缺少鋅與銅的情況，那麼服食這種黏土對人就不會有好處——這會導致有毒礦物質鎘被完全吸收。

最後，食用含有極小比例的有毒礦物質黏土，可能會令人感覺有些奇怪，但本書所提供有關於毒元素吸收的資訊，都是有憑有據的，也是毒物學的基本原理。

礦物質與食品供應的關係

自從化學肥料、除草劑、殺蟲劑與殺菌劑出現，我們食用的蔬菜水果所生長的土地，當中極其重要的微量元素幾乎已經枯竭。這些元素存在的量極小，但卻能決定食物的營養價值。

蘋果缺硼會造成水果表面縮皺、色澤改變，葡萄柚缺鎂則會導致葉子黃化——不過，這只是你從外部所看到的。

最近，為了改善蔬果這種缺少礦物質的情況，許多農夫都必須幫他們的地補充鎂、硼、錳、銅或鋅，可是這並沒有解決問題。比方說，農夫可能會將額外要添加的鐵噴灑在含鐵量低的土地上，但假使那片土地中的土含銅或鋅元素達到有毒的標準，還是可能會繼續缺鐵。

重點在**貧瘠的土地只會生產出品質不好的食物**，而飲食當中缺乏營養素，將會導致身體不健康。黏土之所以成為如此有價值的主要微量元素來源，就是原因所在。

髭狨只吃特定的土

在某項實驗中，目的在於發掘靈長類動物之所以吃土的部分原因，科學家做出的結論是，這些動物是為了**滿足自身的礦物質需求**而吃土的。

科學家在位於祕魯東北部的里約布蘭科（Rio Blanco）展開田野調查，時間為六月到九月，他們在那裡觀察亞馬遜地區的靈長類動物髭狨食用泥土的行為。

他們注意到這些靈長類動物只會吃來自蟻窩的土，而不吃地上年代久遠的普通泥土。在科學家覺得疑惑，為什麼這些靈長類動物只選擇吃某種特定泥土時，有了驚人的發現：他們從切葉蟻已被損壞的蟻窩採集泥土，並對這些泥土進行分析，結果顯示其中有數種礦物元素的濃度較一般高了許多！螞蟻所使用的泥土材料源自於更深的土壤層，相較於表土層，這些土壤層較少受到淋溶作用的影響。

由於七月到九月間的平均降雨量少於其他月份，相對來說這段時期的果實也比較稀少，因此，此時髭狨的礦物質總攝取量減少。這進一步說明了這些靈長類動物寧願吃某些特定的泥土，而不吃其他泥土的原因。

科學家的結論中從未出現味道問題，似乎味道與這些靈長類動物的選擇從未有任何關聯。髭狨所吃的泥土樣本中沒有特別的口味，只除了其中一個樣本有很淡的鹹味外——而髭狨感受鹹味的閾值甚至比人類更低。

最後，這些靈長類動物為什麼會吃土的最可能合理解釋，就是為了補充礦物質。在該篇文章中還提到許多更有趣的事實，其中包含了髭狨以外的靈長類動物不同的吃土原因，包括為了吸收誤食有毒植物的毒素、調整胃中的酸鹼值，或是僅僅為了咀嚼、讓嘴巴裡有「充實」的感覺。

在過去，很少人重視礦物質在補充營養方面的作用，如今這種情況已經改變，滿足營養上礦物質需求的重要性不能再被質疑。

黏土有助於催化蛋白質的形成

胺基酸是生命的基本單元，構成了對生命極其重要的蛋白質，它是大多數細胞結構的主要成分，蛋白質是細胞進行所有化學程序所必需，因此也是修復人體的持續性耗損所必需，比方說，在成長期間、懷孕期間及組織因為受傷或疾病而有所損傷時，補充高蛋白質食物都尤其重要。

某些研究結果顯示，在生命的形成中，某些黏土可能扮演了非常重要的角色。這項假設來自用黏土所做的實驗，意即**利用黏土重建胺基酸可能形成蛋白質的條件**。

在實驗室裡，測試結果顯示，單一胺基酸在黏土顆粒表面形成了名為「胜肽」的長鏈。**在長胜肽鏈或蛋白質的形成中，黏土可能發揮了樣本與催化劑的作用**。科學家將少量（一個）胺基酸加入含有各種黏土礦物的溶液裡，接著讓黏土暴露在不同的溫度與濕度中。他們發現在不同的溫度中，有黏土會比沒黏土的情況產生更多的胜肽，及胜肽在溫度與濕度有變化時形成的數量更多。

蛋白質轉換通常是透過人體中的胜肽鏈所進行，但有時可能轉換並未發生，胜肽鏈便因此無法發揮效用。

根據這些發表於《科學人》雜誌的新發現（Millot，1979），研究人員提出溫度與濕度的變化，造成了有利於胺基酸連結胜肽鏈的黏土顆粒，及其表面胺基酸的分布與再分布。

隨著水分碰觸到黏土礦物的表面，表面上加速胜肽形成的活性部位被洗淨；接著，這些水分因為溫度的變化而蒸發時，就出現了新的催化部位，讓其他胺基酸可以形成新鏈。這過程完全仰賴黏土礦物的循環持續不斷，這，就是生命的表現。

6

黏土排毒的更多細節

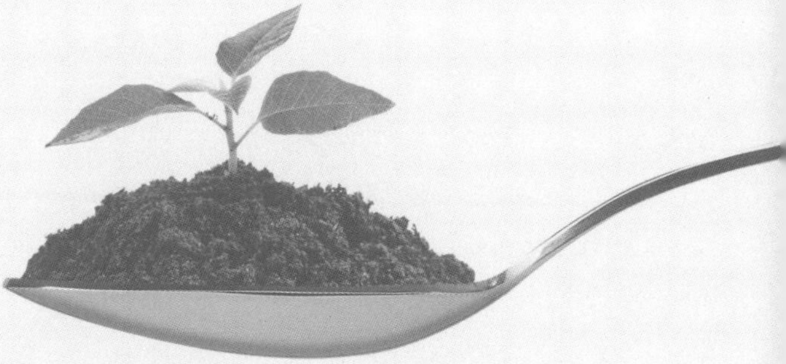

Tell Me More about Clay

假如目的本就存在於技藝中，在大自然中也是如此。最好的例子就是人們能夠自我醫治，因為大自然就像這樣——既是起因也是病人。

——《物理學》，亞里斯多德（Aristotle）

吃土有一個很棒的好處，就是——**這樣做時沒有任何禁忌。**大家無須在吃土的同時還要擔心已有的症狀，例如高血壓、糖尿病、荷爾蒙失調、過敏症、高指數的三酸甘油酯或高膽固醇——從未聽說過黏土對這些慢性病有任何不利的影響。

以自然的方式痊癒

不同於某些自然物質，例如草藥麻黃，因為已有的健康症狀，導致服用這些自然物質顯得既危險又不明智，但是食用黏土卻是百分之百安全的。**使用者能夠獲得吃土的益處，又不用擔心有害的副作用。**

因此，把黏土當作飲食以外的安全補充品，無疑地十分值得推薦。任何開始吃土的人可能遭遇的最糟糕情況，不過是看不到吃土的任何療效，這代表食土不會造成任何真正的傷害。不過，在大多數的情況中，食土者都會獲得很好的效果，並因此繼續食用黏土。

然而，有些黏土是你會想要避開的。有的黏土不是用來吃的——再次強調，如果你是在保健食品專賣店購買要服用的黏土，真的沒有必要擔心這點，現在在貨架上已經有一些很棒的品牌可以選購。但話說回來，如果你決定遠行至國外，服用哪個偏僻地方的泥土，請先和當地居民聊一聊，以免犯下可能很糟糕的錯誤！

在長期患病期間，可以服用黏土來幫免疫系統充電。吃土也有預防疾病的效果，有助於預防任何潛在疾病的發生。

理想的狀況是，應該服用黏土來提升免疫力，這樣假使你接觸到傳染病原，或接近抵抗力逐漸變弱的時期，體內的防禦系統也會做好準備。總之，想要維持健康，就必須讓自己的免疫系統維持在最佳運作狀態。而黏土中含有人體防禦機制所需的礦物質與能量，能夠促進腸道功能，幫助身體排毒，因此，想要維持健康不生病，吃土是最好的方法之一，這種說法自有其道理在。

疾病的根本起因

健康取決於三項要素：

①食用新鮮、營養的食物。

②適當吸收這些食物，讓細胞獲得所需要的營養素。

③將所有廢物從身體中排除。

首先，想要充滿生機地活著，提供給身體的食物必須是對的——食物必須含有供給細胞養分所需的維生素、礦物質與酵素。西方醫學之父希波克拉底（Hippocrates）說過一句話：「**你的食物應該就是你的藥，而你的藥也應該就是你的食物。**」

不論我們餵身體什麼東西，身體都會自動將這些食物用於生長、維護與修補。食物正是透過這種方式發揮藥品的作用，均衡飲食能提供構成健康身體所需的元素。

其次，身體必須適當吸收食物，以獲取其中所含的重要營養素。在食物進入小腸時，胰臟和小腸壁必須分泌消化液，以分別消化碳水化合物、蛋白質與脂肪。對健康的身體來說，這已經是很大的工作量，如果身體已經生病，這將更是極大的負荷；假使身體無法完成這項工作，那麼細胞就會變得虛弱，亟需補充營養。

最後，是排毒的重要性。多年來，自然健康領域的人一直告訴我們，腸道不健康會讓人生病或導致病況加重；如今，許多研究開始證實這些觀點。醫學博士約翰・提爾頓（John Tilden）是一九七四年出版的《論毒血症》一書的作者，他表示疾病的根本起因在於廢物排出得不夠：毒素在血液中不斷累積，直到超過身體容忍的限度，而疾病——不論是感冒、流感、頭痛——就是毒素在身體內積累的結果。

如果身體無法透過腸道排除毒素，就會出現便祕的情況。此時，毒素就不會離開身體，而是停留在體內腐爛。更糟糕的是，身體並不知道結腸中新鮮食物與無用食物之間的區別，仍會試圖從廢物當中汲取營養——你絕對不想親眼目睹這些廢物的模樣——這會帶給身體內每個正在運作的細胞極為沉重的壓力。

黏土有助於排毒

黏土對於身體的立即作用是直接作用在消化道上的，這意味著黏土會與有毒物質結合，利用糞便將毒素從身體中排出。黏土對每種毒素都會進行這項工作，包括來自環境中的毒素，比如重金屬，以及身體為了維持健康所自然產生的有毒副產品，例如代謝毒素。很難相信身體會自行產生毒素，但是壓力、新陳代謝不足或自由基激增，都可能導致這種情況發生。

要將黏土排出體外毫無困難，不用擔心你的結腸中間會建起一棟小磚房。黏土有助於啟動身體的排毒程序，它所發揮的是**膨脹劑的作用**，類似洋車前子（psyllium）的纖維，能夠掃除不需要存在的老舊物質。當黏土通過消化道時，並不會如同食物一般、以同樣的方式被消化。相反的，黏土會刺激腸道蠕動，這種肌肉收縮能夠移動食物與糞便，使其通過腸道。黏土與被吸附的毒素都會被一同排除；這能**防止毒素再次被吸收而進入血液流動中**。

黏土會不會阻礙維生素的吸收？

經常有人問一個問題，那就是：黏土是否會破壞維生素？換句話說，就是黏土在吸收所有「壞東西」時，是否能夠不「順便」去吸收腸道中的「好東西」？

遺憾的是，這個問題並沒有直接的答案，因為這其實**取決於你所服食的是哪一種礦質黏土**。由於所有黏土在成分、味道與顏色方面都有差異，因此也會發揮不同的作用。有的黏土是不論你服用哪種補充品，都會強化或擴大這些補充品的效用，而有的黏土則會盡其所能地竊取體內的營養素。

保健食品專賣店裡為了食用目的所販售的黏土，幾乎都是可以吃的。不同於有害的黏土可能什麼元素都吸收，店售的黏土不應會造成任何嚴重的健康風險。此外，這些黏土的礦物成分通常都已經過分析，因此你可以知道自己所購買的是什麼產品。

然而，**如果產品上有任何標籤警告，例如在服用這些黏土之後要補充各種維生素，請務必留心**。若這就是服用產品後得進行的必要步驟，顯示這黏土的吸收力遠超過吸收毒素所需。就一般使用而言，這類黏土很可能並不安全，當健康者沒有其他更好的選擇時，可以偶爾使用一次這種黏土，但是絕不應該養成固定使用的習慣。

年幼的孩童、懷孕的婦女及身體不好的人，則應該遠離這些種類的礦質黏土。因為在人體最需要氣血能量時，這類黏土會導致身體的運作比平常更加困難，假使每日服用，會導致細胞變得虛弱、耗盡身體的精力、破壞排毒機制，最終導致身體最想避免的事情發生——生病。

理想的黏土會吸附與吸收毒素，並且不論你將哪些營養素攝入自己的身體裡，這種黏土都會強化或擴大營養素的效用。例如，假使你服用了人參與大蒜等草藥，或是抗氧化劑碧容健（pycnogenol），由於黏土發揮了清潔腸道與調節腸胃的作用，因此你應該會因為更好的吸收效果而受益——隨著身體淨化、狀況變得更好，就能更有效率地吸收身體亟需的營養素。

不少人會服用少許營養補充品，卻因為結腸無法發揮作用，導致從未獲得期望中的效果——不論健康者將什麼食物吃進肚子裡，這些食物大多都會被消化，但結腸功能不佳的人卻可能只能消化非常少量的食物。雖然世界上還是有新的健康方案可以採用，但他們時而會產生筋疲力盡、虛弱與身體不適的感覺。

黏土可以提升結腸功能，所以能夠成為個人健康方案中十分重要的一環。如此一來，不論在黏土之外還服用了哪些營養補充品，相信都能更有效地加以運用，因為身體的吸收力已經更好了。

黏土與藥物不該同時服用

另一個要注意的重點是，在服用藥物之前或之後三小時內，不應該食用黏土，原因是黏土會影響大多數藥物自然吸收的效果（這裡的「藥物」意指任何一種藥劑，而非營養補充品）。

遺憾的是，關於黏土與藥物之間的相互作用，現有的科學研究極少。不過，老鼠在中毒之後食用黏土，一次又一次服用黏土後阻止了胃腸對毒素的吸收，持續時間長達三十小時。這證實了許多醫師的觀點（包括替代療法與對抗療法的醫師），那就是——黏土與藥物不應該同時服用。

由於黏土具有吸收與吸附的能力，為了保護身體，黏土會將合成的藥物吸入，使得它們無法發揮作用。對於仰賴藥物治病的人來說，這種結果並沒有幫助，也不是他們所樂見的。

然而，這並不代表吃藥的人不能服用黏土，只是意謂著服藥與吃土的時間表必須調整，如此一來對兩者都不會有任何特殊的影響。此外，**有在服藥的人每天食用黏土的次數也不要超過一、兩次。**

在變更任何處方藥前，請先諮詢你的醫師。

注意！

給對年長者的提醒：在服用藥物前後三到五小時內，請勿食用黏土。

食土者的心得分享

如果你以前從未吃過黏土，目前打算食土創造個初體驗，可以好好期待這享受！儘管關於黏土及黏土的作用方式與效用，人們看似已經知道了不少，但是其真正功效仍舊是一團謎。

以下是大部分人在服用黏土**僅二到四個禮拜**後，對於吃土的心得：

- 幫助腸道順暢。
- 緩解便祕或腹瀉。
- 不再消化不良。
- 潰瘍不再復發。
- 有助於飲食消化。
- 使體力變得充沛。

- 減少身體各部位的「游走痛」。
- 讓肌膚更清澈透亮。
- 使眼神更明亮。
- 讓人變得更靈活、頭腦更清楚。
- 改善情緒，減少壓力。
- 促進牙齦與肌膚的生長與組織修復。
- 刺激免疫系統，提高對致病因子的抵抗力。

正如你所看到的，**黏土對全身上下都有作用——身體沒有一個部位不受到黏土療癒能量的影響**。我從沒聽說過有其他營養補充品的效力足以媲美黏土，能夠發揮如此全然的正面功效。黏土的效用很廣，具有各種作用，我常會為人們吃土而得到治癒的新案例吃驚。例如，有人為了補充能量而服食黏土，結果視力反而獲得改善；也有人吃土是為了促進食物吸收的效率，但得到的結果卻是讓精力更充沛！

案例中所描述的所有益處，都是消化與排毒的效率得到提升後常有的結果，出現這些療效十分神奇。最後，對於黏土為什麼會以如此奇怪的方式發揮功能，我沒有任何合理的解釋。

長期服用黏土才能發揮最大效用

要長期服用黏土，它才能發揮最大的效用。這是因為黏土的作用是慢性的，猶如雪球從山坡上往下滾，一開始雪球不大，速度也慢，但隨著雪球繼續滾動，不久後雪球的動能增加，滾動的速度也會加快。

黏土無法「立即」治癒所有病痛，但過去的記錄證明了——如果長期服用黏土，能夠促使身體更積極地抵抗病魔。

儘管持續吃土的時間不定，請放心，黏土不會使人上癮。這是許多剛開始吃土的人十分關心的問題，因為黏土的效果可能十分驚人，因此他們很擔心，以為自己可能永遠都必須仰賴黏土。然而，**吃土是可以隨時停止的，不會出現任何戒斷症狀**，你絕不需要去參加某種戒斷課程。

另一方面，有許多人問我，是否接下來的日子都必須服用黏土？答案當然是——不需要。中斷吃土沒有任何風險，但如果某樣東西對你有益，有助於淨化身體，為何不用？尤其現在的世界汙染嚴重，我們的肝臟與腎臟都過度勞累，從未有機會休息。

就個人而言，我想讓自己的腎臟與肝臟減輕負擔，如果每天服用一匙黏土能夠幫助肝腎運作得更順利，也能使身心維持在最好狀態，那我一定會長期服用黏土。

吃土的人更要多喝水

據說，一般人每天應該喝六到八杯水，對於吃土的人來說，這項習慣尤其重要。

這是因為黏土需要水分才能發揮作用——如同海綿一樣，如果黏土是乾的，就無法吸收任何東西。如果你想自黏土療法中獲得最佳的療效，就必須喝很多的水。

喝愈多水，黏土就愈能發揮作用。你可以在家進行以下這個簡單的測試：將一些黏土粉末放進碗裡，然後加入幾茶匙的水，接著就能看到黏土是如何立即地將水分吸入它的內部結構中，這正是身體內所發生的情況。

如果無水可用，黏土就無法發揮功效。如果黏土不能發揮作用，自然就看不到任何促進健康的效果；雖然每天服用黏土，但卻並沒有因此獲得任何益處。

水喝太少可能造成某些惱人的問題，這是因為黏土雖然會吸收毒素，但就像海綿一樣，**假如消化道裡的環境太過乾燥，黏土就會將所吸收的毒素釋放出來**——「來得容易，去得也容易」。這時，你會感覺不舒服，巴不得從沒有吃過這些黏土；然而，其實只要喝很多水，不舒服的情形很快就會獲得改善。

如果服用黏土後開始出現便祕的症狀，這是因為結腸中的廢物都被聚集在一起。只要在前幾天喝些幫助通便的茶，直到情況恢復正常，之後應該就不會再便祕了。

相當有趣的是，缺水與便祕有關。你需要喝水促使腸道蠕動：

第一項原則是要一直喝水。

第二項原則是除了遵守第一項原則而喝水外，還要喝更多的水。水有助於提升消化能力、增加精力、促使結腸蠕動，並使所服用的黏土發揮作用。因此，你還在等什麼？趕快去喝水吧！

黏土不會影響斷食效果

許多關於斷食的書都提出，在斷食期間不應該服用維生素或草藥。這是因為維生素無法被正常吸收，而草藥等同於食物來源。

然而，無論如何，**斷食期間食用黏土是毫無問題的**，黏土不會阻礙斷食，事實上，它只會對斷食有幫助。

雖然我一再強調，黏土既可作為食物也可作為藥物，但其實黏土並非真是這兩者之一。**黏土就是黏土，不是食物也不是藥物；它只是一種自然物質，能夠發揮這兩者的作用。**既然無須擔心黏土有礙於斷食的進行，大家應能輕鬆享受吃土的好處。

正如你可能已經知道的，任何斷食行為的主要目的，在於透過排毒來預防或消滅疾病。在整個斷食的過程中定期服食黏土，將有助於使你的身體煥然一新，更快看到所想要的結果實現。

別被排毒反應嚇壞了

排毒的目的在於淨化身體，吃土後若出現一些「奇特的」症狀，無須訝異：

- 會排放臭屁。
- 排泄物比正常的時候多。
- 排泄的次數增加。
- 皮膚突然冒出許多疙瘩。
- 全身上下都出現奇怪的疼痛。
- 覺得疲倦。
- 感到緊張焦慮。

上述所有徵兆都表明了一項事實——身體正在自我淨化。大部分人都會出現類似的症狀，嚴重程度取決於個人的病史、飲食、年紀、活動程度及整體健康狀況。

信不信由你，這些症狀代表了你正順利地邁向健康之路。自然醫學將這段經歷視為「療癒的關鍵階段」或排毒的症狀。細胞正在擺脫尼古丁、咖啡因、藥物、汙染物及許多其他東西，在這些物質被清除乾淨前，它們會隨著血液流動，導致上述任一或多種症狀的出現。一般而言，任何療癒的關鍵階段都只會持續一到十天，而後身體就會進入健康的新階段。

在療癒的關鍵階段，你可能會發現——比如已經很多年沒長過粉刺了，如今皮膚卻突然冒出了許多疙瘩。不要試圖藉由服藥或服食大量的草藥與維生素，來遏止這些症狀，**直接讓這些症狀發出來，讓身體按照自己的進程復原**。你的免疫系統正努力透過自然的方式恢復自己的機能——方法就是排除多年來不斷累積在體內的毒素（或許就是潛在的退化性疾病），請讓整個循環不受干擾地進行下去。

不論是在什麼時候淨化你的身體，請預期排毒症狀的爆發。這段過程只會持續很短一段時間，對你幾乎不會造成任何不便。

初次進行排毒時，就像清掃地板一樣，最後還會有一點塵土待掃。別誤以為只要改變幾餐的飲食習慣並開始運動，就會在幾天內看到一定的效果。你的身體花了數個月或數年的時間才變成現在的樣子，所以公平一點，或至少給身體一些時間進行調整並解決問題——你的免疫系統最終會變得更強壯。

最重要的一件事是，如果你的確來到了療癒的關鍵階段，**可以簡單地減少吃土的份量，但是請不要將吃土這件事完全自計畫中排除**，現在還需要黏土的作用，而且需要的程度比以往更甚。而在你開始覺得自己已經恢復健康時，如果過了一段時間，又經歷了一次療癒的關鍵階段，不要感到訝異——健康是需要經過一連串的循環，才會真正恢復。

黏土產品純嗎？

如果對於已經過嚴格純化過程的黏土，還是會擔心服用之後發生問題，那可以去找符合美國聯邦純度標準的黏土，這些標準針對微生物限度、無病原體、無摻雜與產品濃度都有詳盡的規定。如果你所選擇的黏土不符合上述標準，那就不應該服用。

出售可食用黏土的公司會嚴謹地檢查產品，看是否有毒的礦物存在，例如鋁和汞；這些公司會確保其中不含有某些過量的礦物質，而這些礦物可能對身體造成潛在威脅。這種經過純化的黏土受到大力推薦，適合所有人服用，尤其是年輕人、懷孕的婦女、老人，以及受慢性病痛所苦的任何人——這類黏土是所有人的首選。

甚至有人會考慮服食未經過純化的黏土，這聽來奇怪，但其實相當常見。許多在市場上販售的黏土是不建議食用的，因為其中可能含有數量不明的微生物，可能還有病原體，可是還是會有人服食這些黏土，並且得到不錯的效果。

例如從法國南部進口的綠石泥，某個將綠石泥重新包裝的美國公司表示，這種黏土應該只能用於美妝，其中的原因在於它並未經過任何消毒或純化的過程。不過，還是有許多人會購買綠石泥來服用，而且服食以後身體狀況非常良好。

此外，大部分保健食品專賣店經常會以散裝方式出售某種黏土供人食用，例如玫瑰泥（rose clay）或約旦泥（jordan clay）。這些散裝黏土經常都是未經過消毒、純化，也並未檢查過礦物濃度。

因為有極多對人有益的黏土，都並未經過測試或純化，所以要我建議你只吃符合美國聯邦純度標準的產品，實在很難說得出口，我個人則習慣在兩種黏土之間換來換去。許多「並未開化」的人都吃土，他們似乎並不擔心純度標準的問題；動物吃土時也不會為此而感到煩惱。

我的建議是，當你在尋找可食用的黏土時，不要選用住家附近的泥土。**請去保健食品專賣店購買為了食用目的而販售的黏土**。一般來說，這類黏土都最乾淨，也最有益於健康。

7 用黏土治療全身疾病

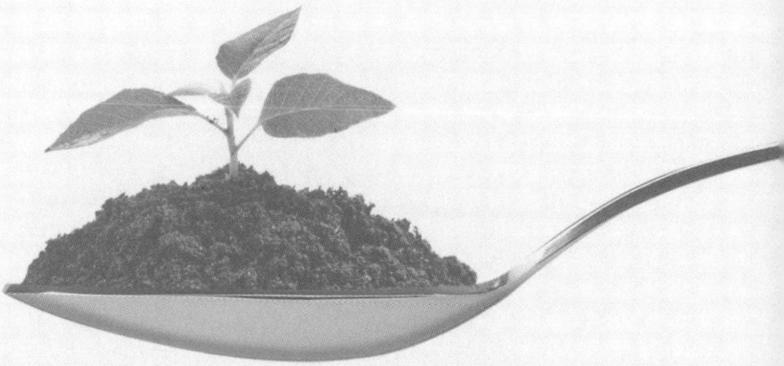

Total Body Healing with Clay

大自然的一切事物當中都含有大自然的所有力量。每樣事物都是由某種隱祕的能量所構成。

——拉爾夫・沃爾多・愛默生（Ralph Waldo Emerson），美國文學家健康是一種自然的存在狀態，指活躍而充滿生命力。在這種狀態中，個體承擔著自我保護的責任。

我們的身體，是一個能夠自行運作的完整有機體，具有在生病或是受傷時自我恢復的能力。

假使你在自癒的路上碰上了阻礙，通常來說，只需要適當而溫和地刺激身體就行了。當身體受到刺激，就可以啟動再生程序，進而恢復健康。正因為如此，食用黏土可視為促進健康方案中的一項步驟，因為**黏土會使身體發揮自我療癒的作用，從許多疾病中康復**。

注意！

本章的內容涉及最常見的疾病，從痤瘡、齒齦相關疾病、噁心到潰瘍都包括在內。雖然服食黏土是非常有效的治療方法，但是這也只是眾多有用的療法之一，請不要以為只要吃黏土就能取代良好的態度、健康的飲食方式、規律的運動、必需的補充品，以及醫師的照顧與建議。

消化系統疾病

如果要討論黏土可治療的每一種消化性疾病，會花太久的時間，資訊會有許多重複，且看起來十分乏味。根據記錄，**黏土特別有益於緩解腸胃的不適症狀**。許多使用自然療法與草藥的醫師都因為黏土的化學與物理作用，而開過這味藥來醫治病痛，包括胃炎、克隆氏症（一種慢性腸道炎症）及大腸激躁症——**甚至是治療腸癌**。

不過，請大家記得，黏土並不是一種藥物，它也不會像藥物一樣發生作用。黏土會和在胃、小腸與結腸裡的身體毒素結合，而後將之移除，同時促使腸道的正常機制發揮功能，透過這種方式活化免疫系統，保護身體免受疾病的侵襲，而這些疾病是因身體接觸有害毒素的時間太久，並堆積在腸道裡所導致。

口臭

經常有人表示，**黏土能夠在身體內部發揮漱口水的功效**，這是因為每天服用黏土將有助於減輕消化道負擔，幫助排泄，以及約束住可能是難聞口臭產生的毒素——這種毒素的累積可能就是口臭的根源。因此，你必須活化排泄器官，當排泄管道得到淨化，就不會有難聞的氣味透過嘴巴逸出。你可以試試，**每天將一茶匙的黏土加入一整杯的水服用。**

便祕

如果出現腸道蠕動不正常的情況，原因通常都是飲食不當、缺少纖維素、缺少水分，以及消化作用出了問題。首先要做的就是喝很多的水——別喝其他飲料，就只喝水。這能夠幫助黏土發揮作用，促使身體恢復正常。

黏土能夠使腸道內的排泄物形成合適的大小，進而促使腸道正常蠕動收縮，移動腸道內的廢物。因此，黏土有助於防止慢性便祕的發生，但並非是通便劑。通便劑是藉由刺激黏膜，導致結腸收縮而產生作用，這最終會造成肌肉疲勞，使效果大減，而黏土不會刺激任何肌肉。

開始時，你可以**每天在就寢前空腹服用黏土一次**，給它至少一到七天的時間來調整身體；之後再將所服食的黏土降至足以維持效果的份量即可。

注意！

服食黏土時飲用適量的水，便祕的情況可能會減輕。剛開始，你可能會想在黏土以外再服用些草藥作為輔助之用，例如緩瀉劑美鼠李皮（cascara sagrada）與大黃根，這些草藥能夠幫忙強健腸道，維護腸道功能。任何保健食品專賣店都有出售，形式不一：可能是個別包裝或與其他草藥合併包裝，請遵循瓶罐上的指示服用。

腹瀉

服用黏土是治療腹瀉的一種方法，這點在全世界都受到認可。許多世紀以來，中國人都會用黏土來治療夏季腹瀉與霍亂：

在一九一二年，遊遍中國的耶穌會傳教士——德崔克（Deutrecolle）神父——曾描寫過中國的黏土作品，他還提到中國人也會用黏土來治療腹瀉。

事實上，遲至一九一九年，在霍亂流行橫掃中國的期間，更證明了黏土是一種非常寶貴的藥物。

在戰時，因為黏土具有治療的能力，所以一直是種非常重要的藥品。在二次大戰期間，法國士兵便是服食黏土來對抗痢疾。在一九一〇年的巴爾幹戰爭期間，由於使用黏土搭配其他藥物，士兵間的霍亂死亡率因而降低，**從高達百分之六十降低到令人難以相信的百分之三！**

也有人將黏土作為對症療法中的吸附劑來使用，以治療各種形式的腸炎，包括潰瘍性結腸炎。現在一般都會推薦使用腸胃吸附劑（包括黏土）來治療急性腹瀉與桿菌性痢疾，以吸附引發腹瀉的毒素。

黏土也一直用來治療腸發酵異常的情況，以吸附腸氣、毒素與細菌。在以液體作為媒介時，黏土能夠帶走大量細菌，並吸附霍亂、傷寒與痢疾的毒素，腐敗菌與蛋白分解菌顯然也是黏土吸附的目標。

此外，調查結果顯示，膨潤石黏土能夠吸附某些病毒，包括腸型流感病毒。根據觀察，最快的療效出現在腸型流感病患身上，平均二·二天就能控制住腹瀉——**膨潤石黏土具有抵抗病毒的特性**。

服用這種黏土時次數應該要頻繁：**兩大匙的黏土加入水中服用，一天三次**。快速、持續的治療較有助於改善症狀，因此請按前述份量經常服用（每二到四小時一次）。症狀消失後，也請繼續服用足以維持效果的份量，也就是一天一大匙。

對於受腹瀉所苦的嬰幼兒，可以在奶瓶內加入半茶匙的黏土，然後猛烈搖晃奶瓶。黏土會與奶瓶裡的液體混和，孩子甚至不會發覺其中摻有黏土。

美國的《哥倫比亞特區醫學期刊》曾經刊登過一篇研究報告，內容是關於黏土對各種原因的急性腹瀉之療效（Damrau 1961）。這些原因包括病毒感染、食物過敏、痙攣性結腸炎、黏液性結腸炎，以及食物中毒。在三十五個病例中受評估的症狀除了腹瀉外，還包括了腹部痙攣、厭食症、身體不適、頭痛、噁心及虛弱。

這組病患中包含有二十五名女性與十名男性，研究人員盡力篩選出一組同質性的病人，以將變數由研究當中去除。

在標準的治療方法中，每次給予病人兩大匙的膨潤石黏土加入蒸餾水中混和，一天給三次。對於食物過敏的病例，黏土的份量增加到每天超過六大匙。

在三十五個病例當中，有三十四個病患的急性腹瀉都因為服食黏土而獲得了緩和（九十七％），平均所需時間為三・八天，而病人的每日排便次數也減少到了平均一・八次。

在十八個因為病毒感染而導致腹瀉的病例中，黏土的療效異常迅捷。在八個因為食物過敏而腹瀉的病例中，腹瀉持續的時間較久，而且只要再吃到同一種引發過敏的食物，腹瀉就會復發。

此外，腹部痙攣、厭食症、身體不適、頭痛、噁心及虛弱等伴隨症狀，也都得到了緩解，而且病例中都沒有發現這味藥會帶來任何的副作用。

憩室病

在結腸未徹底清空時，腸壁形成了球狀突起，行成腸憩室。過沒多久，未消化的食物便慢慢落入這些囊袋中，可能因而導致發炎。這也就是所謂的憩室病，便祕是主要原因，而人們可以頻繁服用黏土來預防這種疾病出現。

不過，即使你已經受到憩室病的侵襲，而且從未服用過黏土，吃土也毫無風險。自然療法醫師可能會建議你進行為期三天的蔬果汁斷食，以加速療癒過程。在斷食期間，你可以**每天兩次、每次服食兩大匙黏土**，以吸附毒素並加速排除腸道中的廢物。**吃土也有助於軟化糞便，使排便無須那麼用力**。在你完成斷食後，請繼續服用黏土，並遵循適當的健康養生方法。

注意！

在開始斷食前，請先諮詢你的醫師。

大腸激躁症

這種疾病的特色是會輪流出現腹瀉與便祕的症狀，並伴隨有腸氣、腹痛與情緒起伏。由於大腸激躁症的形成原因不明，因此用藥物治療這種疾病可能很危險——即使是自然療法醫師，同樣也為了控制、處理與治療這種疾病而傷透腦筋。

我的建議是，**每天服用三次加睡前一次，每次滿滿一茶匙黏土**。當效果出現後，將頻率降至每天一次。請注意應該在空腹時服用，以防止食物在消化過程中受到黏土的干擾。

噁心與嘔吐（以及食物中毒）

在緩解噁心與嘔吐方面，黏土十分有幫助，這點已經獲得證實。對於解決孕吐（詳見第八章：懷孕婦女安全吃土要訣）與食物中毒問題，服食黏土更是相當有效的治療方法。在印度，當英軍爆發急性細菌性食物中毒時，人們發現黏土有很好的療效。

如果出現噁心、嘔吐與疑似食物中毒的情況，可以每**兩小時服用一茶匙的黏土**，直到不再需要為止。多喝水，以幫助黏土吸收／吸附導致噁心症狀的毒素、細菌或病毒。如果噁心的情況極其嚴重，就每十分鐘服用一茶匙黏土，將會有所幫助。

通常四茶匙的量就足以使症狀消失，一般來說，一小時內就不會再有噁心的感覺。之後你可以繼續每四小時就服用一茶匙黏土，直到睡前為止。這麼做有助於**進一步使胃腸放鬆，大幅減輕肝臟的負擔**。在這方面有助益的藥草茶包括薄荷茶、薑茶與苜蓿茶；吐根（ipecacuanha）與馬錢子則是輔助用的順勢療法藥方。

此外，**由大腸桿菌、痢疾桿菌、沙門氏桿菌與克雷白氏桿菌所引發的任何腸胃道感染症狀，服用黏土都是較佳的治療方式**，請服用與前述相同的份量。

過重與營養不良

或許你已經接觸過上百種節食產品與方案，但我敢打賭你絕對沒聽說過黏土可以作為減重之用。然而在世界各地，都有人服食黏土以維持姣好的身材。聽起來很奇怪？先前我曾經提過，在饑荒時，人一般會服食黏土，以抵抗飢餓感；黏土能夠暫時充飢，讓人產生飽腹的感覺。基於同樣的原因，使得黏土有助於減重。

黏土進入胃裡後體積會增加，使胃部容納食物的空間減少，進而解除飢餓的折磨。

吃土減重的好處是，這有助於增加排便的次數，提升排便的質量。事實上，單是廢物的重量，便經常使身體額外增加幾公斤，市面上的各種節食產品中許多都含有通便劑，以幫助解除便祕症狀。

此外，**黏土也對食物的吸收有幫助**，這可以進一步降低人們對飲食的強烈需求，而這種需求可能是造成營養不良的其中一項原因。即使是體重過重的人，假使他們體內細胞的營養需求並未得到滿足，身體仍舊可能餓死。

利用黏土減重時，有一點很重要：**別省略任何一餐或輕忽攝取適當的營養**。黏土雖然有助於充飢，卻不會與「燃脂劑」產生相同的作用，你不會像喝了咖啡馬上就能提神一樣，體重快速減輕。所以，你可將其他飲食補充品納入減重計畫中，例如維生素P或鉻補充劑吡啶甲酸鉻（chromium picolinate），這有助於獲得更大的益處。

建議於**餐前一小時，將滿滿一茶匙的黏土加入約二百四〇西西的水或蔬果汁裡服用**。你也可以試著將黏土混入綠色健康飲品中一併服用，例如Greens Plus或Kyo-Green之類的產品，這麼一來效果會更好。

寄生蟲

現在，大家比過去任何時候都更重視寄生蟲的問題，因為感染寄生蟲的風險正逐漸增加。

你可能聽說過隱孢子蟲（Cryptosporidium），這種在腸道裡的寄生蟲是經由接觸到受感染的排泄物而傳播，從尿布到被農田排放的汙水所汙染的水源等，任何東西都可能是感染源。在密爾瓦基（Milwaukee），由於水源受到隱孢子蟲的汙染，大約有四十萬人因此而病倒。在美國以外的地區經常發現這種寄生蟲，如今在美國，對愛滋病病患與托兒所來說，隱孢子蟲感染也是愈來愈嚴重的問題。

雖然根據各方的建議，許多草藥與順勢療法的藥方都可以處理這情況，但我認為不論感染了哪種寄生蟲，黏土都是最好的治療方法之一。首先，法國的自然療法醫師雷蒙．德克斯海德（Raymond Dextreit）認為，**服用黏土能夠促使膽囊增加膽汁的分泌**——根據他的著作，在膽汁流通的情況下，寄生蟲無法存活太久。

其次，相當多的研究報告已經將吃土與寄生蟲之間的關聯說明得很清楚。《美國臨床營養學期刊》近期的一篇文章中有以下這段話：「**食土癖可以成為營養的來源。然而，它提升營養的方式似乎是透過吸收飲食當中的毒素，以及抵銷腸胃道寄生蟲的影響（粗線是我自己加的）。**」（Johns and Duquette，1991）其他許多期刊也曾多次引用這段話，證明了以下的事實：**在世界各地，都可以看到人們以吃土來解決寄生蟲的問題，而且不只是腸胃道寄生蟲而已。**

第三，寄生蟲本身就吃土，所以會受到黏土的吸引。因此，當黏土被身體排出，寄生蟲也會隨之而去。不過，這個過程需要一段時間，因為每隻被排出體外的寄生蟲，通常在身後都會留下好幾顆蟲卵；然而，蟲卵孵化後，新的寄生蟲也會馬上受到黏土的吸引，最終問題應該還是能獲得解決。

中毒

《美國醫學期刊》曾經刊載過一篇研究報告，以目前廣泛使用的除草劑巴拉刈為主題，目的在於了解藥物治療中如何避免發生致命的結果。醫師將劑量足以致命的巴拉刈餵給老鼠吃，然後將結果記錄下來。根據他們的記錄，過量的有毒巴拉刈會造成呼吸衰竭、肝臟受損，以及腎臟衰竭，且在不久後導致老鼠死亡。

在有毒的巴拉刈進入老鼠體內之前，有好幾種吸附劑都被證明能有效中和這種除草劑毒性的影響。其中包括皂土與一般稱為蒙脫石的漂白土（Fuller's earth）。然而，當老鼠吃下有毒的巴拉刈以後，只有一種吸附劑被證實能成功抵銷它的毒素：蒙脫石黏土。

在這項實驗中，是分多次給予黏土而非只單給一次。多次給予之所以見效，顯然是因為蒙脫石能夠防止腸胃道吸收巴拉刈，當老鼠吃下巴拉刈後，前述效果可以持續三十個小時之久。令人訝異的是，即使在老鼠服食巴拉刈後，治療步驟被延遲了十個小時才進行，但黏土仍舊成功發揮療效——老鼠並未死亡，受到的毒性傷害也極小。

研究報告的作者表示，在老鼠吃下巴拉刈之後，**由於檢測尿液中巴拉刈含量的工作進行了長達三十一天，因此，持續性地以及從中毒初期開始便努力排除被吸收的巴拉刈，可能十分重要。**所以，鑒於黏土具有不斷吸附的特性，建議應該持續服用黏土。醫師在文章最後結論說，為防止任何劑量足以致命的巴拉刈被身體吸收，應該盡快服用漂白土。

假使發生腸胃道中毒，**在毒物進入體內後，可以定時（每一到兩小時）不斷服用黏土，每次服用一茶匙，持續達四十八小時。**若情況危急且嚴重，請立刻掛急診！

注意！

《漂白土》一書的作者羅伯特・羅伯森（Robert Robertson），對於黏土作為解毒劑的作用有個很有趣的見解。他寫道：「雖然使用漂白土（鈣質蒙脫石）作為解毒劑早已廣為人知，有長達數百年之久，而其科學道理也已經為人所知達數十年，但奇怪的是，在這個重金屬溶液、生物鹼、陽離子殺蟲劑與清潔劑都可能被誤食的世界上，卻尚未將漂白土納入紅十字會或工廠、家庭與化學實驗室的急救箱藥品清單中。」

潰瘍

在俄羅斯，人們會使用膨潤石黏土來治療消化性潰瘍，這是因為**黏土有助於鹼化**

酸性的胃，也能夠促使被酸所腐蝕穿孔的腸壁與胃壁復原。此外，使用的必須是**膨潤石黏土（蒙脫石）**，因為並非所有黏土都能夠醫治潰瘍；所使用的礦物中必須含有足量的鈉與鈣等元素，不然不會有效。這些礦物的作用方式是透過吸收過剩的氫離子，然後放出鈉與鈣作為交換，以有效中和酸性。

你可以**一天兩次，每次服用一茶匙黏土**，或是依需要服用——意即萬一潰瘍突然復發，可以將黏土與蘆薈凝膠混合服食，以達到快速緩和與長期治療的效果。

肝臟問題

經常有人稱肝臟為身體的排毒舵手，肝臟會分解毒素或將毒素轉換成較無害的化合物，這些毒素包括在食物中所發現的（如硝酸鹽、麩胺酸鈉與除草劑）、身體所製造的（如酮、吲哚、酚與乙醛），以及環境中的毒素。此外，肝臟還具有許多其他功能，包括製造膽鹽、活化維生素D，以及貯藏肝醣、維生素A、銅和鐵。毫無疑問，肝臟對於維持個人的健康絕對是不可或缺的。

若肝臟功能不佳，黏土可以提供難以估計的幫助，以間接的方式產生助益，如以下所述：

當你吃下食物後，小腸與大腸都會吸收營養素，養分隨著血液流動，通過肝門脈系統（從消化器官通往肝臟的血流）被運輸到肝臟。養分在通過肝臟以後，會繼續流向心臟，接著進入全身循環。

如果腸道功能不正常，廢物就會不停地被一再吸收，進入血液流動中，然後被帶往肝臟，結果就是肝臟（與其他身體部位）不得不負擔額外不必要的工作和負擔——如果腸道處於正常運作的狀態，肝臟可能根本不需要額外工作。

服食黏土能夠促進腸胃道的淨化，以間接的方式為肝臟帶來有利的影響。透過吸附與吸收，許多毒素都會直接通過結腸排出，不會進入肝臟與全身循環。此外，由於控制免疫功能的是肝臟的庫弗氏細胞（Kupffer cell），而這種細胞又會反應結腸的化學平衡狀態，因此腸道健康是肝臟功能良好所必需的。雖然黏土並非直接對肝臟起作用，但是透過肝臟卻能迅速感覺到黏土所發揮的卓越功效。

過敏與花粉熱

過敏與花粉熱是由組織胺的釋放所造成。肝臟被毒素與脂肪組織所堵塞，因此無法製造人體所需的抗組織胺劑來消除過敏反應。此時首先要做的，就是讓肝臟淨化並復原。一旦達到這個目標，過敏與花粉熱可能就因此而退散。

黏土的好處在於它不僅有助於刺激排泄道，也能有效治療過敏與花粉熱。相對而言，吸附是比較快的過程——在某些情況中幾乎是瞬間即可完成。**黏土具吸附性的表面能夠迅速消除過敏原，在這些外來侵略者附著到血球上以前，黏土就能將之清除，藉此防止過敏反應的發生**。此外，由「逃脫」的過敏原所製造的組織胺，也可以很快地被吸附走。水溶性過敏原因為具有強烈的親水特性，因此會受到黏土的束縛。

服用黏土後，有些人的情況會立即獲得改善；有時過敏與花粉熱的症狀會一起消失。在某些人身上，則不會突然改善症狀，必須繼續吃土相當長一段時間，才能看到效果。當然，個人的反應取決於肝臟及免疫系統的狀況，比較健康的肝臟會比生病的肝臟更快恢復正常運作。

如果在你身上並沒有很快出現療效，請多給黏土一點時間。**每天一次，每次滿滿一茶匙黏土，加入一杯現榨的檸檬水裡服用**，就已經足夠。在此同時，也請善用順勢療法中的排毒方法及草藥配方，以促進身體的淨化。

注意！

蕁麻疹這種起皮疹的症狀，一般都是源自於過敏反應。對過敏與花粉熱的食土建議，在蕁麻疹的情況中同樣可以適用。此外，也可以參考一四四頁的「皮膚疾病」段落。

貧血

常有人利用黏土來改善貧血，原因在於貧血與肝臟之間的關聯。人類學者證實，在世界各地的許多文明當中都可以看到這種治療行為。因為肝臟能夠淨化血液，提供血液所需要的大部分營養素，並且增加紅血球的數量及調整紅血球的鐵質含量。

大部分的黏土都能夠以容易吸收的形式，同時提供二價鐵與三價鐵。然而，應該注意的一點是：「**雖然某些類型的異食癖是造成鐵質不足的原因，但是還沒有人提出任何清楚的證據，將食土癖與對鐵質的需求加以連結。**」（Johns and Duquette，1991）黏土是否適合用來治療貧血？相關的爭議仍未獲得解決。

貧血者可以試試看，**每天三次、每次都空腹服用滿滿一茶匙黏土**。此外，也要盡量攝取富含鐵質的食物（例如菠菜或香芹）及葉綠素，這些對於紅血球的形成都相當重要。雖然黏土可能對改善貧血有所幫助，但是飲食方面的改變同樣非常重要，請和你的醫師商量如何制定貧血症的治療方案。

肝炎與肝硬化

在治療肝炎與肝硬化方面，食用黏土可能具有非常高的價值。多數在自然醫學領域的人，都會建議透過斷食與通便來進行立即的身體淨化。如果可以，應該一個禮拜內什麼東西都不吃，只喝蒸餾水與蔬果汁，然而，在展開任何新計畫前，尤其是斷食計畫，請先諮詢過你的醫師！如果想要更多關於斷食的資訊，任何一本談論身體淨化的書都會提供完整的方案。

許多作者都強調，在淨化過程中，不建議攝取補充品，不過他們通常並未提到吃土。雖然自遠古以來，吃土就一直是十分普遍的行為，但如今大多數人都不知道吃土可以作為藥物治療的一種方式，所以無法將吃土納入考量。如同我稍早在本書中重複提到的，在斷食期間仍可以每天服食黏土。

除了照著醫師建議的方案行事，**每天服用三大匙黏土**，直到情況穩定下來為止。只要將一大匙黏土溶入水中服用即可（蔬果汁也可以，尤其是現榨檸檬汁，不要額外加糖）。之後，再繼續一天兩次、每次服用滿滿一茶匙黏土。此外，將用黏土做成的泥膏包每天敷在肝臟部位也很有幫助。知名預言家愛德加・凱西（Edgar Cayce）則建議用鱈魚肝油包來敷，可兩種交替使用，詳見一四六頁「黏土的外用方式」。

皮膚疾病

從皮膚的狀況可以清楚看出體內正在發生什麼。大多數人並不知道皮膚是人體最大的器官及廢物排泄的管道，每天都會有廢物透過皮膚的毛孔而排出。

影響身體的每件事也都會對皮膚造成影響。如果身體內充滿了有毒的廢物，無法正常地將它們排出，就可能引發各種皮膚疾病。要擺脫這些皮膚疾病的唯一有效方法，就是將身體從裡到外全面淨化。

痤瘡

相對而言，大多數的痤瘡都很容易醫治，只要方法正確——通常只要飲食適當、加上每日服食黏土即可。

我十幾歲的小弟在吃土後不到一個禮拜，就擺脫了滿臉的青春痘，起初他還鐵齒說吃土對他的皮膚沒有太大的幫助，接著，出乎意料地他打電話給我，發狂似地要我再帶一罐「泥土」給他——因為黏土已經用完好幾天了，導致臉上的青春痘又重新冒了出來。

黏土能夠提供血液養分並加以淨化，進而改善循環狀況，讓皮膚能夠擺脫廢物的沉積。請每天兩次，每次服用一茶匙黏土，可以搭配檸檬水混和服用，以達到最佳的效果。

此外，也可以每天泡杯排毒茶來喝，其中包含紅三葉草、牛蒡、洋菝契、香芹與奶薊草，這些草藥有助於促進肌膚復原的速度。

如果吃土並無法完全解決問題，也可以將黏土製作成面膜使用，最適合使用的黏土是高嶺土或約旦泥。我會將精油加入黏土混合成泥狀，用於清潔症狀最嚴重的皮膚部位，使皮膚狀況改善並重新煥發光彩。這些精油包括檸檬精油、茶樹精油、胡蘿蔔籽精油與佛手柑精油。我鼓勵大家使用這些精油，試著調出屬於自己的精油配方，無論如何，面膜也是運用黏土的一種很好的方式，詳情請參考下頁的「黏土的外用方式」章節。

濕疹、搔癢、蕁麻疹

這些是最常見的皮膚毛病。如果身體要擺脫現有的問題，就必須每次不適症狀出現時，都採用同一套健康方案。首先，擬訂一項由天然補充品所構成的排毒計畫，例如奶薊草、N-乙醯基半胱氨酸（N-acetyl-cysteine）、麩胱甘肽（glutathione）與苜蓿濃縮液。其次，洗熱水澡，以幫助打開皮膚的毛孔。最後，**每天一到兩次，每次服用一大匙黏土，較好的服用時間是在起床後、吃早飯前一小時，以及就寢前空腹服用**；也可以將泥膏包敷至患處，緩解症狀。

黏土的外用方式

這本書將重點放在吃土的益處上，我並未用很大的篇幅來描述黏土的外用方式，原因是已經有兩本很棒的書，將大部分的相關資訊都說明得很清楚了：雷蒙・德克斯海德的《我們的大地，我們的良方》及麥克·阿貝塞拉（Michael Abehsera）的《具有療效的黏土》。

這兩本書描述了如何適當應用泥膏包來治療多種病症，包括頭痛、腰痛、疝氣、潰瘍、燒燙傷、癤子、靜脈曲張及耳朵感染。

泥膏包

泥膏包可以用於醫治神經炎、坐骨神經痛（面臨這種情況時，建議製作成一大片敷蓋住臀部與腹部）、局部疼痛與發炎，以及皮膚病的發作部位。要製作泥膏包可以採用以下方法：

①將黏土與水混和，調成黏稠的糊狀。
②在布片或紗布背面均勻塗開（最好將黏土塗成厚厚的一層）。
③敷至患處並加以固定，按需要的次數更換。

黏土具有抗菌及消毒的作用，因此，**幾乎對於所有的皮膚疾病，都能夠阻止細菌增加、防止腐爛與抑制微生物的生長**，這就是黏土之所以應用在治療痤瘡、癬子與傷口時能如此有效的原因。

此外，在醫治斷骨、拉傷與扭傷時，泥膏包作為輔助的治療手段，也可能很有用，原因是**據說泥膏包有助於修復受損的組織**。

黏土藥膏

取一團黏土，將這團黏土浸泡於冷水中兩小時。把水倒掉，將所有砂礫或異物都去除乾淨。接著，加入由下列任一種草藥所泡製成的茶水：金絲桃草、皺葉酸模（yellow dock）或木賊草（horsetail）。

要泡製這些茶水，請選擇一種草藥，取約三十公克的份量，加到約四百七十五西西的水裡，用小火煮十到十五分鐘，然後過濾。再來，將足量的茶水加入黏土中調成膏狀。這種藥膏可以大量敷用於任何潰瘍或疼痛部位，每四到六小時應該換一次藥，換藥的間隔取決於患處的嚴重程度及分泌物的多寡。你可能會想在就寢前敷上藥膏，讓藥膏的藥效保持一整晚。

黏土面膜

黏土面膜能夠**深層清潔毛孔，使死掉的細胞脫落**，讓皮膚柔軟又乾淨。這種面膜可**改善皮膚的循環狀況，對鬆垂的組織產生收縮的作用**；臉部肌肉也會因為敷用黏土面膜而變得更有彈性。

在製作面膜時，你可能會想要單獨使用黏土，或是將黏土與其他數種材料混和。以下是一種做法的材料：

取約八十五公克的黏土、一顆蛋，以及相等份量的蜂蜜與冷水，加入多少蜂蜜能決定面膜的保濕能力。皮膚乾燥的人或住在氣候乾燥的地方，加入的蜂蜜應該要比水來得多。有油性皮膚或是居住地氣候潮濕的人，則可少加點蜂蜜、多加點水，以製作出較具吸收力的面膜。

將面膜敷到臉上，而後靜置大約二十分鐘，接著將面膜洗掉、擦掉或抹掉。在製作好面膜後，你可以把剩下的敷面泥冷藏在冰箱裡。

泥浴

你可能早已聽說過，最近泥浴成為了熱門話題。泥浴的步驟相當簡單，它也能在較短的時間內帶來許多好處。由於黏土可以發揮很強的牽引效果，因此在洗浴時，黏土有能力透過皮膚的毛孔將毒素拔除。

泥浴的準備步驟很簡單：將約一．八公斤的皂土（你大概不會想用昂貴又能食用的蒙脫石黏土）倒進浴缸裡。請從水龍頭的位置，將黏土以很慢的速度倒進正從水龍頭流出的溫水裡，再用湯匙或攪拌棒攪拌浴缸裡的水，讓黏土顆粒不會黏在一起。

泡在浴缸裡二十到二十五分鐘，接著起身，用蓮蓬頭沖洗身體。現在還不要把浴缸裡的水放掉，必須讓這缸黏土溶液靜置一段時間（不超過三、四個小時），黏土才會沉澱到浴缸的底部。這時你有好幾項選擇：

你可以把浴缸裡的水放掉，不過我不建議這麼做，因為這會導致排水管堵塞。比較好的做法是將上面的水舀出來，倒進水槽裡（之後你可以將這些水用於施肥或是倒到院子裡）。

在把水舀光後，你或許會想看看黏土現在的樣子。有人說浴缸底部的黏土顏色會有所改變，可能會變為深棕色或黑色，這是黏土中滿含被吸收與吸附的毒素後，應該會呈現的結果。

也有人說這時不應該徒手處理剩下來的黏土，相反的，你必須戴上橡膠手套再把黏土舀出來，原因在於徒手挖泥有受到化學灼傷的危險，因為現在這些黏土可能具有非常高的毒性。

有鑒於我對黏土的經驗，用於泥浴的礦質黏土依種類的不同，顏色很可能會有改變，不過，我用來沐浴的黏土從未表現出上述的特性。至於因被灼傷的風險可能很高而不能碰觸黏土……，嗯，對此我感到懷疑，一個人的身體會在二十分鐘內釋放出足以灼傷自己的毒素？這種事情實在讓人難以相信。

其他運用方式

黏土的其他用途還包括以下幾種：

①**在淋浴時代替肥皂作為擦洗身體之用：**將黏土與水在手掌上混和，抹在身體上，再沖洗乾淨。

②**敷全身：**將黏土調成糊狀，塗到脖子、肩膀、胸部、手臂、雙腿，以及腳，敷在身上，而後靜待它乾掉，再沖洗乾淨。

③**幫全身去角質：**等身上的黏土乾掉後，不把它沖掉，而是將它擦掉或抹掉，以去除更多的死皮並促進循環。

④**治療曬傷與燒燙傷：**將黏土調成糊狀敷於患處，以協助去除紅腫，緩解疼痛。

⑤**治療昆蟲螫咬：**將黏土調成糊狀敷於患處，然後靜待它乾掉，接著把黏土沖掉再重敷一次。

⑥**治療腳痛／身體疼痛：**可以將黏土加入泡腳水或洗澡水裡，這能讓你更加放鬆。

血液循環的問題

心臟與血液

根據《具有療效的黏土》的作者麥克・阿貝塞拉所言，**黏土中富含澱粉酶（酵素），這是它之所以能夠束縛游離氧、淨化血液，並且提供血液所需養分的原因。**自由基是電子遭到剝奪的原子，一定數量的自由基對於趕走入侵身體的細菌是必需的，但是太多自由基就可能攻擊身體，造成細胞壞死。

黏土對於改善供血情況有幫助。血液中危險因子的含量高，例如自由基太多，這就是心血管系統以中風或心臟病發作的形式崩潰的情況。如果身體持續將髒血灌進心臟裡，必定會引發心臟病。血液品質不佳就無法運送強化血管所需的養分，最終血管壁會因此而變得脆弱。黏土對於胃、小腸與結腸所產生的淨化作用，則可能防止這種情況的發生。

至於應服用的黏土份量，**建議每天一次，每次服用平平的一大匙，搭配纖維素**

（洋車前子、蘋果果膠或瓜爾膠）一起吃。眾所周知，纖維素也能降低血液中的膽固醇含量，如同黏土，纖維素會與膽汁結合。在波斯的古阿拉伯人會服食黏土來「強化」他們的心臟。

痔瘡

痔瘡就是發生在肛門部位的靜脈曲張，可能導因於排便時過於用力；此外，痔瘡也與肝水腫有關。

你可以嘗試服用黏土來解決這個問題，**每天一次，每次服用一大匙**；然後搭配使用泥膏包。

雖然黏土對於治療痔瘡非常有效，但是這個療程十分緩慢，因此可以同時搭配其他具療效的藥劑幫忙，例如草藥柯林草根（collinsia root），或是下列任何一種順勢療法的藥方：**蘆薈**（aloe socotrina）、馬錢子、北美金縷梅（hamemelis virginica）或金盞花凝膠。

女性專屬的痛經問題

吃土能夠治療痛經的情況，因為黏土能吸引新陳代謝所產生的廢物、增進腸道健康，進而有助於防止痛經並減少相關症狀（頭痛、浮腫、易怒）的發生。許多自然療法醫師都同意，痛經不僅僅是荷爾蒙的問題，便祕也是造成痛經的部分原因。**請一天兩次，每次將一茶匙的黏土加入黑棗汁裡服用，對於解決痛經問題會很有幫助。**

男性專屬的前列腺問題

前列腺位於直腸與膀胱頸之間。由於前列腺的所在位置，腸道的情況可能直接對前列腺的健康產生影響。當結腸中擠滿排泄物，無疑會影響到前列腺的健康。因此，**任何的前列腺復原計畫中，首先要做的就是執行淨化方案。**

廢物與排泄物的累積可能造成直腸堵塞，而黏土有助於預防這種情況的發生，這可以降低未來發生任何前列腺問題的可能性，或是治療現有的前列腺疾患。

唯一需要做的，就是**每天一次，每次空腹服用一大匙黏土**。在良性前列腺肥大的情況中，除了一般所使用的草藥，例如臀果木（pygeum）、鋸棕櫚（saw palmetto）與人參外，也應該每日服食黏土。

其他常見疾病

關節炎與風濕症狀

有些關節炎的問題，主要是因為廢物長期堆積於身體的特定部位，例如膝蓋、手與後腰。有時，所堆積的廢物是尿酸，尿酸會對關節的軟骨、肌腱或其他的身體組織造成損害。

在關節炎的情況中，黏土是以完全間接的方式發揮作用。由於缺少科學證據，證明黏土對抗關節炎的有效性，所以我寫這個章節只是為了證明的確有人因為服食黏土而改善了關節炎。**黏土可能有助於緩和疼痛、減輕僵硬，同時減少關節的活動限制。**

應該**每天兩次，每次將滿滿一茶匙的黏土混入水中或蔬果汁裡服用**。你可以將其他補充品也納入治療方案中，例如葡萄糖胺／硫酸軟骨素（chondroitin sulfate）、鯊魚軟骨或鯨蠟烯酸脂（cetyl myristoleate），因為如果是經過深思熟慮後將黏土與其他藥方結合，通常能夠發揮更大的功效。此外，你也可以將泥膏包敷於患處，以加速達到所希望的治療效果，請參考一四六頁「黏土的外用方式」段落。務必記得黏土必須與這些軟骨保健品分開服用，以免妨礙保健食品的正常吸收。

慢性疲勞症候群

美國天普大學（Temple University）最近的研究結果顯示，慢性疲勞症候群的血液指標可能很快就能問世。研究人員已經找出特定的抗病毒反應，能夠持續顯示免疫功能瓦解的情況。某種低密度酵素只會出現在患有慢性疲勞症候群的人體內，因此被懷疑是這種疾病的發生原因。一旦得到慢性疲勞症候群，身體內的核糖核酸功能就會遭到破壞，進而阻礙蛋白質的合成。這會造成各種症狀，包括疲倦、疼痛、肌肉的恢復速度變慢，以及情緒起伏。

一般認為，慢性疲勞症候群是種很複雜的病症，原因在於患病之後會出現許許多多的症狀。

要治好慢性疲勞症候群，適當的休息是必需的，此外，健全均衡的活動同樣是重要關鍵——完全不動可能導致功能進一步退化。另一方面，過動也可能造成肌肉過度伸展，因而推遲復原的時間。因此，患有這種病症的人必須避免激烈的運動，也必須針對病程中極為常見的睡眠障礙問題（睡眠障礙可能導致肌肉疼痛進一步加劇），接受相關的治療。

對患有慢性疲勞症候群的人來說，有時幫助睡眠的處方藥，比褪黑激素或如纈草（valerian）與卡瓦胡椒（kava kava）等草藥要來得更有效。

在有效的藥物發明問世以前，必須採取以患者為主的方法來治療這種病症：透過生活方式的改變，激發身體本身的療癒力量，隨著時間的流逝，患者可能會因此而康復。排毒顯然也是必需的，由於控制免疫功能的是肝臟的庫弗氏細胞，而這種細胞又會反應結腸的化學平衡狀態，因此必須恢復結腸的化學平衡。換句話說，保持腸道乾淨將有助於抵抗它所造成的有害影響。應該每天服用黏土，以吸收身體內的毒素，並確保腸道的健康。

罹患慢性疲勞症候群，往往會導致體內好幾種病毒與真菌被活化。例如，許多患者會被診斷出在腸道內有念珠菌。根據《加拿大微生物學期刊》中的一篇文章，黏土能夠吸附與消滅病毒（Lipson and Stolzky，1985）。

任何患有慢性疲勞症候群的人，我都會建議要對所有治療方法抱持開放的態度。吃土有它的好處，其中一項就是對於長胜肽鏈的形成，黏土能夠發揮樣本與催化劑的作用——希望在未來，關於這項主題會有更多的發現。

除了黏土之外，對於任何正在對抗慢性疲勞症候群的人，下列營養補充品也都會有所幫助：輔酶Q10、鎂、蘋果酸、槲皮素（quercitin）、鳳梨酶（bromelain）、香菇菌絲體萃取物（LEM）、抗氧化劑、維生素B_{12}，以及其他維生素B群。根據個人體質的不同，每種補充品的使用劑量也不一定；因此，聽從專業健康人員的建議才是明智的做法。

每天兩次，將滿滿一茶匙黏土加入蔬果汁或水裡服用。請做好心理準備，黏土要發揮療效需要時間，效果不會立即顯現。

不過，如果被診斷出患有慢性疲勞症候群的人開始吃土，大多在七到三十天內就會看到某種效果。

齒齦相關疾病：牙齦炎與齒槽膿漏

黏土同樣可以用於治療牙齦炎與齒槽膿漏（牙齦炎如果沒有治療，就會發展成齒槽膿漏），行動的第一步就是**每週用黏土刷三次牙**。如果你找不到內含黏土的牙膏（大部分保健食品專賣店裡都買得到），可以改用黏土粉末。將黏土粉末與海鹽或小蘇打混和，調成膏狀的黏稠度來刷牙。黏土具有吸收力，所以不會磨傷齒齦，反而有助於強化琺瑯質、同時幫助牙齦組織修復。此外，如果定期使用，黏土也有助於預防牙齦萎縮。其他日子則改用天然牙膏——如果你覺得有必要使用氟化物，許多天然牙膏都含有這項成分。

其次，黏土具有抗菌的特性，製作泥丸或「黏土咀嚼錠」（見一八六頁），以便整個白天都可以使用。咀嚼黏土咀嚼錠有個很合適的時間，就是在夜晚就寢前。如此一來，你就能確保黏土會持續接觸牙齦。當早晨醒來，黏土早已被吞進肚裡而不復存在，別忘了幫你的牙齦按摩喔！

在墨西哥的瓦哈卡（Oaxaca），黏土是牙粉的替代品，而使用黏土的人堅稱，黏土有助於讓他們的牙齒保持潔白。

頭痛

頭痛的原因實在是很多，因此，在治療這種症狀的時候，必須視病患不同的致病原因而做出不同的調整。如果頭痛原因是對化學物質過敏、食物過敏，或者是毒素的傳播，黏土將能夠使身體以更有效率的方式排毒，並且更有效率地運用體內的養分，進而達到紓緩症狀的目的。

梅毒

在本書中談到性病似乎是件有點奇怪的事，然而信不信由你，在特定文明中，吃土是治療梅毒的一種方法。

我不知道為什麼吃土有這種功效，或是它作用在性病的哪個層面，也沒聽說過周遭有任何人罹患梅毒又曾經服用過黏土，所以不清楚治療過程需要多久，也不知道黏土是否真的對梅毒具有療效。

老實說，關於礦質黏土是如何治癒梅毒的，大多數所謂的「未開化文明」都沒有明確的記載——他們只表示黏土有用就滿意了，而人類學者則是將這項資訊記錄下來，就感到滿意了。

更多其他用途

- 將黏土粉末加入水中，讓黏土發揮淨化的特性（我每次去墨西哥，都會隨身攜帶一罐黏土，喝的每一杯水中都會加個一、兩撮進去）。
- 如果你有養狗或貓，將黏土粉末加進牠們喝水的碗裡。
- 可以將黏土加進魚缸，以抑制水藻的生長。
- 黏土礦物對植物來說是很棒的養分來源，也可以將土壤中許多自由的礦物離子給吸附走，可以隨意將黏土灑進土裡。
- 黏土（矽藻土）有助於抑制昆蟲，請將黏土灑進土裡。
- 利用黏土去除浴室磁磚上的黴菌。

8

懷孕婦女安全吃土要訣

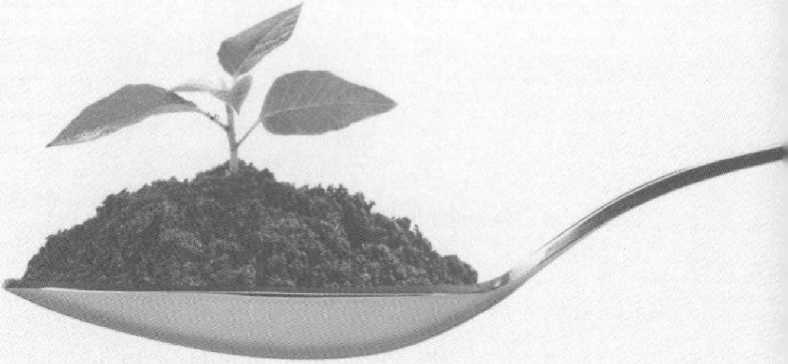

Clay and Pregnancy

一名來自薩爾瓦多的朝聖者和她已經成年的女兒，在聖殿附近的市場攤位間逛，她們熱切地表示自己吃過聖泥板（原料為黏土），而當有人問她們：「吃那些聖泥板對你們有任何好處嗎？」那名女性朝聖者眼睛發亮，立即回應說：「當然有效——我生了八個孩子！」

——《全國地理研究》，約翰．杭特（John M. Hunter）
奧斯卡．霍斯特（Oscar H. Horst）

準媽媽有時會有奇怪的渴望，在沒有明顯原因的情況下，她的身體會突然對某些不適合食用的物質產生極度想吃的感覺，如木炭、白堊或簡單的泥土。她會想辦法吃到這些東西，偷溜進後院挖起一丁點兒泥土放在手上舔食，或跑到前院從樹幹上剝下一塊樹皮，放進嘴裡咀嚼——猶如那是塊口香糖。如果你問她為什麼做這些事情，她可能會聳聳肩或告訴你：「**我不知道耶，沒什麼特別的原因。**」或她可能會說：「**我只是喜歡這麼做罷了。**」

儘管這些懷孕的食土者可能無法說明自己做這些事的理由，但我認為她們的行為有其目的。身體直覺地透過渴望來展現出自己的需求，在這些需求得到回應時，我們的身體也「獲得了滿足」，我們於是得到了健康作為報償。而母親和她的新生寶寶都能因此而獲得回報。

對於那些跑到後院抓起一把泥土，卻不知道自己為什麼要這麼做的準媽媽們，以下是提供給她們的好消息：有種泥土可以讓她們放心食用——黏土。**吃土的行為最常見於懷孕期間，而據說這也是一名母親為自己與胎兒所能採取的最有利行動。**

送給準媽媽和寶寶的一份禮物

以下資訊說明了黏土對於各地懷孕婦女所具有的功效。

懷孕前

- 想要懷孕的女性會服食黏土。一般認為在懷孕前，也就是在正常月事期間，黏土具有某種效用——服用黏土是增加未來懷孕機率的方法。
- 建議不能生育的女性可以試著服用黏土。
- 有助於淨化身體，為孕育新生命創造一個較好的環境。

懷孕期間

- 一般認為胎兒喜歡黏土。
- 有助於健康消化。

- 預防／解決孕吐問題。
- 某個文明的女性認為，如果母親食用黏土，將會幫助胎兒成長。
- 有助於消除輕微的不適症狀。
- 有些文明的人認為，黏土能夠確保孩子將擁有黝黑的膚色；有些文明則認為孩子將因此擁有淺色的皮膚。
- 含有礦物質營養成分；許多女性堅信黏土能夠補充鈣質。
- 讓胎兒發展出「健康的骨頭與牙齒」。
- 防止懷孕期間發生任何不幸。
- 蒙脫石黏土能夠緩解胃酸。
- 蒙脫石黏土可以吸附新陳代謝毒素，例如與懷孕有關的類固醇代謝物。

分娩

- 讓婦女舌頭上含著黏土，一般認為這有助於加速分娩與胞衣的排出。

- 促使胎兒在子宮內往前推進，使分娩更順利。
- 黏土能減輕陣痛、加速分娩，以及讓準媽媽更有力氣。

哺乳

- 婦女用黏土糰按摩自己的胸部，能刺激乳汁分泌。
- 一般認為服用黏土有助於分泌乳汁。

別急！這麼做安全嗎？

在我繼續往下說以前，你可能已經在想：「**好吧，有這麼多婦女都在吃土，可是我怎麼知道吃土對我和孩子來說真的夠安全？**」

是的，吃土這項行為既安全又適宜，在懷孕期間可以一直維持。不過，如同我在整本書中不斷強調的，**找到合適的黏土十分重要**。並非所有黏土都適合拿來服用，請選用符合嚴格的美國聯邦純度標準的黏土（請見第六章）。你會想買上面標籤寫著「蒙脫石」字樣的黏土，這種黏土是滿足健康需求的最佳選擇；市面上有些經過提純的皂土，品質也非常好。

孕婦該怎麼服用黏土？

在懷有身孕時吃土，和在其他時候吃土並沒有太大的差別。基於安全的理由，以下是一些應該遵循的原則：

①你必須特別注意自己即將吃下肚的黏土，是哪一種礦質黏土。

②請某個朋友幫你預先體驗。觀察朋友服食黏土後的效果——這有助於你了解黏土

會產生什麼作用。顯然應該選擇沒有懷孕的朋友，請他每天吃土，持續至少兩個禮拜。

③在你確定吃黏土沒問題以後，就可以慢慢地開始吃土——

Ⓐ剛開始的第一個禮拜，每天服用八分之一茶匙就好。

Ⓑ在第二週每天服用四分之一茶匙。

Ⓒ第三週每天服用半茶匙。

Ⓓ第四週每天服用一茶匙。

Ⓔ之後，依照需要調整份量予以增減，**請傾聽自己身體的聲音。**

懷孕前就要開始吃土了嗎？

不同文明的婦女會選擇在懷孕的不同階段吃土。奈及利亞的婦女在懷孕的前三個月吃土；有些文明的女性則只在懷孕的最後階段吃土；另外還有些婦女在整個懷孕期間、甚至哺乳的時候都會吃土。根據文明與黏土種類的不同，吃土的習慣也會有所差異，請諮詢專業的健康人員，請他就吃土的時段提供建議。

注意！

由於懷孕時期需要特別小心，在展開任何新計畫前，請務必諮詢專業健康人員。

9

準備好服用黏土

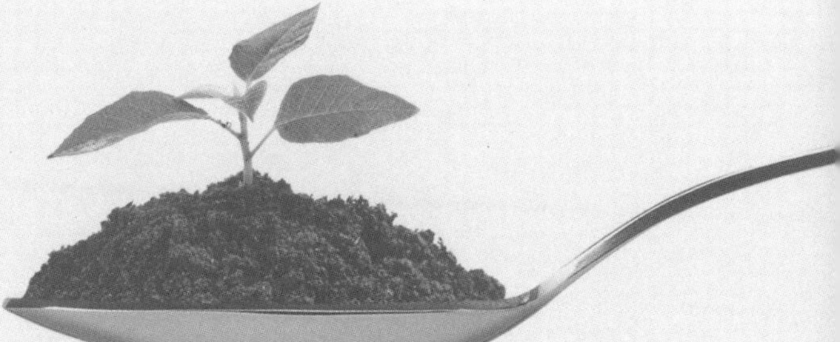

I'm Ready to Eat Dirt

健康嘲弄著醫師所訂下的規矩，
知識從來不是由學校裡學到的。

——約翰．格林里夫．惠提爾（John Greenleaf Whittier），美國詩人

在第三章中，我們討論過礦質黏土彼此間的懸殊差異——黏土上的標籤可能錯誤地標示了某個名稱，並無法說明黏土實際的礦物成分。例如，某個有著漂亮花紋的美麗瓶子上頭可能標示著「蒙脫石」幾個字，但是瓶子裡這種礦物的含量卻只占了百分之五十，而其餘的部分則可能都是由其他礦物所構成，比方說伊萊石與綠泥石。

我應該購買哪種黏土？

如果你想買到真正的純蒙脫石，要怎麼知道應該選擇哪種黏土？這個問題非常重要，因為並非所有公司都會要求他們的黏土須符合提純與濃度的高標準。**挑選黏土真的更需要謹慎小心**。

你可以和保健食品專賣店的員工交談，詢問他們哪種可食用黏土賣得最好。別害怕問他們問題，他們長期接觸這些產品，會很樂意幫你挑選符合需求的黏土。以下是在找尋黏土時應該考慮提出的一些問題：

- 哪種黏土賣得最好？
- 哪種黏土產品有消費者不斷回購？**（如果此項產品沒有回頭客，通常可能代表並不值得購買。）**
- 關於這些特定黏土，管理部門是否曾經接到針對任何一項產品的客訴？
- 你是否曾經服用過這些黏土產品當中的任何一種？如果你曾經用過，能不能和我分享與這些產品有關的經驗？
- 這個產業中有哪些販賣黏土的公司，是數一數二並且聲譽卓越？
- 關於這些黏土產品當中的任何一種，是否有任何書面資料？**（專賣店裡向來有大量的書面資料；除非他們把資料都丟了，否則你應該可以找到一些由供應商所撰寫的有用資訊。）**

- 這家公司是否分析過他們的黏土，以找出其中所含各種礦物的比例？
- 這種黏土是否經過任何測試以保證它的純度？是否符合嚴格的美國藥典／國家處方集（USP／NF）標準？**（對某些人來說這可能並沒有那麼重要，因為早有幾家公司在販售雖未經過提純但品質卻很高的黏土。）**

現在，你應該已經非常熟悉「蒙脫石」三字，這是挑選黏土的最佳選擇。不過，如果你在瓶子上看到「皂土」這個名稱，別那麼快就把瓶子放下來，因為有些公司會將這個名稱與蒙脫石混用，你可以查看他們的書面資料以釐清真相。

讓我們前進到選擇合適黏土的下一個步驟：**嘗試錯誤**。正如在保健食品專賣店裡的其他任何補充品，有些補充品對某些人有用，有些則沒用。

對於特定的某瓶黏土，你可能必須試用兩次才能看到任何效果；或者你必須改用不同公司的產品，一直到找到讓你感覺舒服的黏土為止。要有耐心，這個挑選而後放棄的過程完全是正常的，這在天然保健品產業中十分常見。

不同形狀與大小的黏土產品

黏土的包裝具有各種不同的形狀與大小。有些公司偏好賣粉末狀的黏土，有些則是賣膠囊，還有的公司會將黏土製成凝膠狀出售。在有這麼多形態可供選擇的情況下，你自然會心生以下問題：哪種黏土比較適合拿來服用？

答案是沒有一種包裝方法勝過其他種。不論你服用哪一種，都會達到相同的效果，例如凝膠的作用與散裝粉末毫無差別。這其實與**便利**有關，只要依據自己的偏好選擇即可——亦即哪種對你來說比較方便服用。

如何及何時服用？

就膠囊與預先調製好的黏土溶液而言，服用指示早已經印在標籤上。這能讓你知道產品應該服用的份量與時間。另一方面，如果你購買的是黏土粉末，最好去了解一下每人每天的平均服用份量。

- **嬰兒：**四分之一到半茶匙放入奶瓶中
- **身材瘦小：**一茶匙
- **中等身材：**滿滿一茶匙
- **身材高大：**一大匙
- **身材格外高大：**滿滿一大匙

第七章就其中所列出的每一種疾病，都提供了建議的服用份量，請隨意按照這些建議進行調整。如果我建議每天三茶匙，而你只需要兩茶匙，哪種份量對你有效就對了。你可以將服用的份量減少到每天一茶匙，或增加到多達二十茶匙。

有些獨立實驗經過特意設計，目的在於確定多少份量的黏土發揮作用時，會對實驗動物的成長與健康造成危害。實驗結果顯示，**如果黏土的服用份量不超過全部飲食的百分之二十五，那就不會有任何不良影響。**

如果你並未患有任何特殊疾病，只是想吃點黏土作為營養補充與排毒之用，建議每天服用一、兩份黏土就好。

「持續服用」比「一次吃很多」更有效

自然醫學有個分支叫做「順勢療法」，是利用某些藥物的超微劑量而非特大劑量來治病。這是因為順勢療法是種能量醫學，只需要一丁點的劑量就能激發免疫系統的能量。

黏土治療也適用同樣的原則。一般而言，**服用黏土的頻率比份量本身更為重要。**因此，如果你有五天沒有吃土，想只吃個一、兩份就把這幾天的空白給補回去，請記得黏土並非如此作用。在本質上，黏土是以漸進的方式發揮效用，因此最好是每天都服用一些，而非偶爾一次卻服用相當大的份量。

空腹服用

我發現空腹服用黏土會得到更好的效果，因為這麼一來，黏土就能自由地發揮作用，不會受到食物消化過程的干擾。**當腸道忙於吸收食物時，黏土可能就很難產生效用。**

許多人都問過我，確切來說「空腹」是什麼意思？希望以下的答案對大家能有所幫助：

- 早晨剛起床時。
- 餐前或餐後至少整整一小時。如果你吃土以後馬上就吃東西，通常會造成便祕。
- 在夜晚就寢以前，前提是你至少有一個小時沒吃任何東西。

請記得黏土也有助於解決消化不良的問題。因此，在需要時吃點黏土——即便是才剛用完餐點以後，或在用餐期間都可以。

如何保存你的黏土？

儲存黏土時，無須採取任何特殊的預防措施，將黏土**保存在室溫的乾燥環境中**便已足夠。

當然，如果你想把黏土放置在廚房流理臺上或是櫥櫃裡，那也沒問題，總之無須將黏土冷藏在冰箱裡。

有些人擔心會不小心將自己的黏土忘在太陽底下、忘在車子裡過夜，或是意外地將黏土鎖進黑暗中。就算將黏土貯存於上述環境中的任何一種，也完全沒問題。事實上，**讓黏土保持與陽光的接觸，是個不錯的主意**，也許可以把它放置在窗臺上。稍早我們討論到大地的發展循環時，就曾提到黏土會吸收到太陽能量，並且可能轉移這種潛在的能量——讓黏土一直接觸陽光是很好的想法。

黏土沒有保存期限，可以想儲存多久就儲存多久。不同於維生素與草藥，黏土不會失去效用，因為**礦物不會隨著時間流逝而逐漸變質**。

黏土粉末的調製方法

- **黏土溶液：**這種飲料製作起來最簡單，唯一要做的就是將黏土丟進水裡（最好是蒸餾水），然後攪拌。
- **泥土瑪麗：**將黏土混入番茄汁裡，在聚會時端上桌，至於小雨傘嘛，可放可不放，視個人喜好。
- **打樁機：**將黏土混入黑棗汁裡。
- **排泄幫手：**將黏土拌入現榨檸檬汁、大麥苗素與洋車前子粉末。
- **黏土優格：**提供給喜歡將黏土當作甜點服用的人。將一茶匙的黏土與蜂蜜加入優格中，然後攪拌。
- **山頂特餐：**黏土加麥片。
- **泥丸：**將黏土與水混和，滾成丸狀，加入幾滴薄荷或橘子精油以增加風味，然後將這些丸子擺好風乾——這就是很棒的糖果！

● **黏土咀嚼錠**：將水與黏土混和，調成黏稠狀，接著，按照你的想法加入幾滴肉桂或綠薄荷精油。將咀嚼錠含入口中，讓它慢慢融化。不用擔心會不小心嘖出來，你可以把咀嚼錠整顆吞下去。

附錄／黏土的相關資源

下頁名單列出的是供應可食用黏土產品的製造商（很多公司製造專供外用的黏土，這類公司的名稱不在以下名單。外用的黏土產品包括黏土面膜、藥膏、肥皂與洗髮精，大部分保健食品專賣店與部分針對大眾的零售商店裡都找得到）。用於內服的產品包括純黏土補充品，以及成分中含有一部份黏土的產品。如果你打算服用具有療效的黏土，純黏土補充品會是你的最佳選擇。內含黏土的綜合補充品，通常黏土含量的比例非常小——但與其他成分的結合中，黏土發揮的是增益的作用，因此使這些補充品十分有效。你可以查看產品標籤，深入了解在各種成分中黏土所占的份量——以及該份量是否符合你的需求。

萬一你在門市找不到這些公司中的任何一家，請致電或寫信給他們。當然，並非每家黏土製造商都出現在這份名單中，因為我並不熟悉所有的當地小型企業。我鼓勵大家提出問題、懂得識別，並且去尋找最能滿足你需求的產品。

祝大家好運！

泥土療法供應來源

Arise & Shine

http://www.ariseandshine.com/
Patricia.Thigpen@ariseandshine.com
(541) 631-9484
有皂土溶液產品

Nutraceutical Corporation

http://www.nutraceutical.com/
info@nutraceutical.com
(435) 655-6000
有販售一些黏土品牌，例如：
Perfect 7 ™ Intestinal Cleanser 的
Psyllium-Herbal Combination

Sonne's Organic Food, Inc.

https://sonnes.com/
info@sonnes.com
(800) 544-8147（美國本土）
(816)221-3719（國際電話）
旗下產品 #7 DETOXIFICANT（蒙脫石黏土溶液）

Yerba Prima, Inc.

https://yerba.com/
(800) 488-4339（美國本土）
(541) 488-2228（國際電話）
有一些皂土產品

健康Smile 50

健康Smile 50